感じるオープンダイアローグ

森川すいめい

講談社現代新書
2614

はじめに

オープンダイアローグとは何か？

オープンダイアローグは、どのようにして人のこころを助けるのか？

対話の実践者になるとは、どういうことなのか？

本書は、私がオープンダイアローグ（開かれた対話／対話を開く）というものを理解していったプロセスを書いたものである。


1980年代、フィンランド北部の西ラップランド地方にある精神科の病院「ケロプダス」は、困難に直面した人たちと対話を始めた。それはのちに「オープンダイアローグ」と名付けられ、今ではフィンランド中に、そして世界各地にその考え方が広がりつつある。

なんでも精神を病む人たちの8割が、回復しているという。

オープンダイアローグの「オープン」とは何か？　それは、クライアントである本人やご家族などの関係者に対して開かれているという意味だ。それまでの精神医療では、本人の情報が本人たちにクローズにされていたり、医療者が治療方針を本人のいないスタッフルームで話し合って決めたりしていたが、ケロプダス病院はそういうことをなしにした。

そして、困難を抱えている本人と、その人に関係する人たち、複数の医療職とで、対話の場を作った。

それ以前は、クライアントと精神科医が1対1で診療を行っていたが、ケロプダス病院は1対1で会うことをやめた。対話の場に複数の人たちがいることによって、事態を多面的に理解することを助け、すると困難を解消するためのアイデアや道筋がいくつもあることに気づいていく。

2015年の秋、私はフィンランドへ行ってケロプダス病院を見学した。そして、この病院がオープンダイアローグを一日で誕生させたように、私もすぐに自分たちのクリニックに取り入れようと、帰国した翌日の2015年9月28日から、これを始めた。そのあと、日本で約1年の基礎トレーニング、フィンランドでトレーナーになるためのトレーニングを2年間受けた。今（2021年春）も、より対話的な場を開くにはどうしたらいいか、試行錯誤を続けている。

オープンダイアローグの実践を通して感じるのは、既存の医療や支援の現場に、対話がもっとあったほうがいいということである。「対等の関係性の中で話す」「その人のいないところで、その人のことを話さない」「全員の声が大切にされる」「チームで対話する」など。

こうした考え方は、精神医療の分野だけでなく、学校、職場、自治体、福祉、介護の現場や、もっとも身近な家族の中でも応用可能だ。

オープンダイアローグに関する書籍は、すでにいくつか出版されているから、オープンダイアローグを知ることは難しくなくなった。

しかしまだ、実践するためのものは少なく、もっとたくさん紹介されてほしいと思う。実践書は、本によって書いてあることが異なるくらい多様なほうがいい。

複数の第三者が、困難に直面した人たちの輪の中に入っていき、対話する。対話の場を作ろうとするスタッフたちは、その場にいる全員に親身に寄り添いながら、中立の立場で、ときには自分の考えを話す。1回の対話の時間は60分で、困り事があればすぐに対話の場が開かれ、必要なだけ対話を繰り返す。対話は、そこに集まった人たちで、60分の対話の場をどのように使っていくかを話し合うことから始まる。

そうできればいいのだけれど、どうやったらそれを実現できるのか？

本書は、この問いへ応答することに挑戦する。

序章と第一章ではオープンダイアローグが求められる背景、第二章はケロプダス病院で見聞きしたこと、第三章は対話の実践者になるためのトレーニングの様子、第四章はオープンダイアローグの実践例を紹介し、第五章ではオープンダイアローグに関してよく寄せられる質問について応答した。

そして、これらは一貫して、オープンダイアローグを知識としてではなく、感覚的に捉えられることを目指した。

本書の特徴といえるのは、第三章の、オープンダイアローグの実践者になるために筆者が受けた、対話のトレーニングの章だと思う。対話のトレーニングとは何かを簡単にまとめると、トレーニングを受ける一人ひとり（トレーニー）が、3年の期間、オープンダイアローグによる対話を続けるということだ。

それはトレーニーにとって、対話の実践者になるためのトレーニングであると同時に、自分がクライアントになるのと同じだった。自分自身の抱える困難を話し、自分の家族を招いて会話し、それを仲間たちに聞いてもらう。

トレーニーたちは、それぞれ、自分の人生の中に困難を抱えていた。困難というのは誰のもとにもあるものだ。誰もが等しく何かに傷つき、大切な人との別れがあり、ときには生きる意味に苦悩していた。誰もが、生きてきたプロセスのどこかで、ひどく動揺する出来事に出会っている。それは幼少期かもしれないし、青年期かもしれないし、働き始めてからのことかもしれない。抱えている困難を、トレーニーたちはその場で仲間たちに話す。それはあたかも、一人の患者が対話によって回復するプロセスそのものだった。

この章で、私は、自分のトレーニングの様子を書いた。対話の場を開いてもらうことが私にとってどんな意味を持ち、私の抱えた傷がどうなって、私の中でどんな変化が起こったかを、ありのままに書いた。

それを書くことが、オープンダイアローグによって何が起きるのかを、今の私がいちばん具体的に示せるかたちだと思ったからだ。


同時に本書は、オープンダイアローグの「やり方」のようなものを紹介することは避けた。オープンダイアローグの実践とは、自転車に乗るようなものと例えることができる。自転車の乗り方をいくら文章で説明しても、自転車に乗れるようにはならない。

自転車を乗りこなすためには、実際のイメージが必要だ。イメージを持つことができれば、練習することができる。だから本書では、いくつかの事例を紹介するようにした。こんな感じなのか、と知っていただくことで、対話を実践したいと思う人たちの助けになるのではないかと思う。

この本を手に取ってくださり、ありがとうございます。本書は、主に対話の実践者になるプロセスについて書いたもので、実際の対話場面の工夫などについては触れていません。対話の実践者になることができれば、自分流の対話の場をどこでもつくることができる。その一助になればと願いながら書きました。

なお、本書に記した事例は事実に基づいていますが、クライアントが登場するものはフィクションか、個人を特定できないように変更を加えています。

目次

序章　対話を開く

対話の場を開く準備

ある冬の日の夕方のことだった。

17歳の彼女は何か得体の知れない恐怖に慄《おのの》き、家族は娘の様子にどうしたらいいかわからず、その人たちの世界は不安に覆いつくされていた。異変が起きてから、すでに数週間が過ぎていた。

家族は、娘を精神科の病院に連れていかなければと考え、どこへ行けばいいか知人たちに聞いてまわった。そして、そのうちの一人が私たちのクリニックを紹介してくれた。

ご家族から電話を受けた私たちは、すぐに話を聞かなければならないと思い、その日の夜に会うことにした。

娘さんと、ご家族と、知人の方がクリニックに来られた。

受付を済ませ待合室に座っていたご家族に、私たちは、

「よくいらしてくださいました」

と声をかけた。

「森川と申します。こちらで医師をしています」

もう一人、スタッフの武田（仮名）も自己紹介をした。

私たちは白衣を着ない。白衣は先生と患者というような関係性を連想させ、緊張を生むかもしれない。みんなが、話したいと思うことを話しやすいように、できるだけこころを配ろうと思っている。

「あちらの部屋で、お話をお聞きできればと思っています」

と、その人たちを部屋の方向に招き、扉を開けて、その人たちに先に部屋へ入ってもらうようにした。

部屋にはピンク色や緑色をした椅子が6つ、輪になって置いてあり、その中央には木目調の丸くて小さなローテーブルがある。テーブルの上には、薄いクリーム色の布カバーがされたティッシュ箱があり、白い壁にはクリスマスツリーが刺繍された布がかかっていて、観葉植物が置かれた白い棚の上からはムーミンやスナフキンたちがこちらを見ている。

「座りやすい席へどうぞ。お手荷物はよかったら椅子の横の台を使ってください」

そう声をかけ、そのあとで私たちは空いている席に座った。そして、

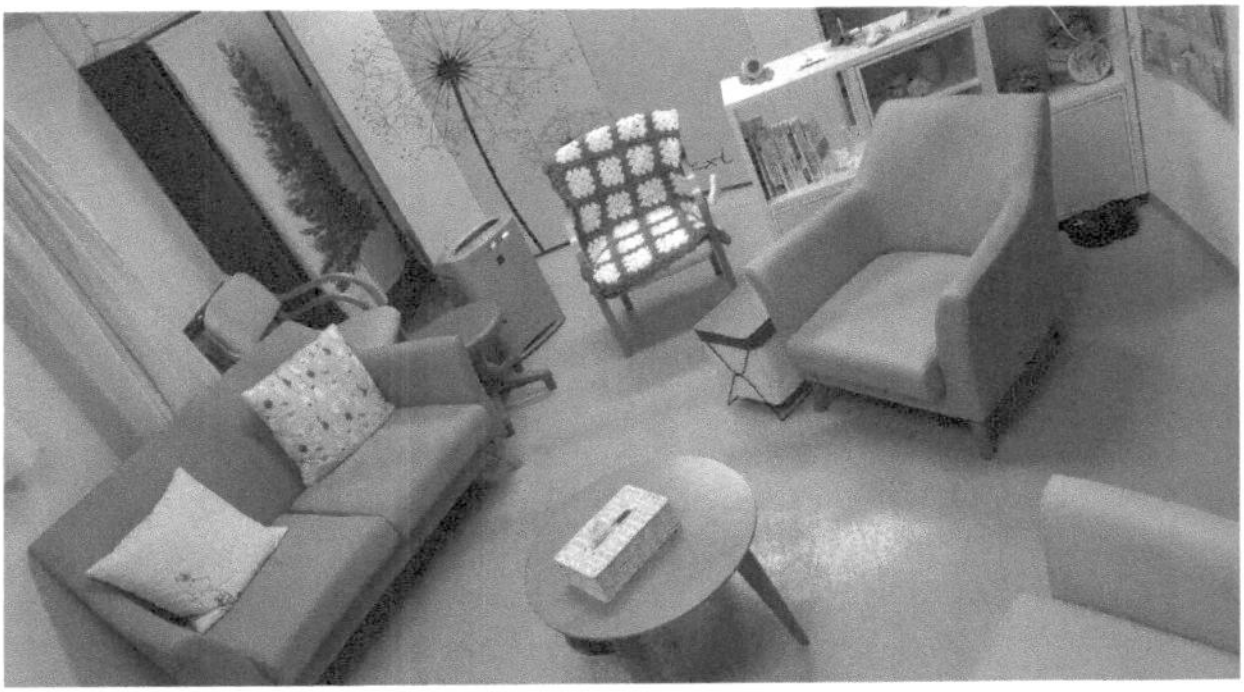

(上) 色とりどりの椅子が輪になって置かれている、筆者のクリニックの対話室。
(下) オープンダイアローグに取り組む前の筆者の診察室。

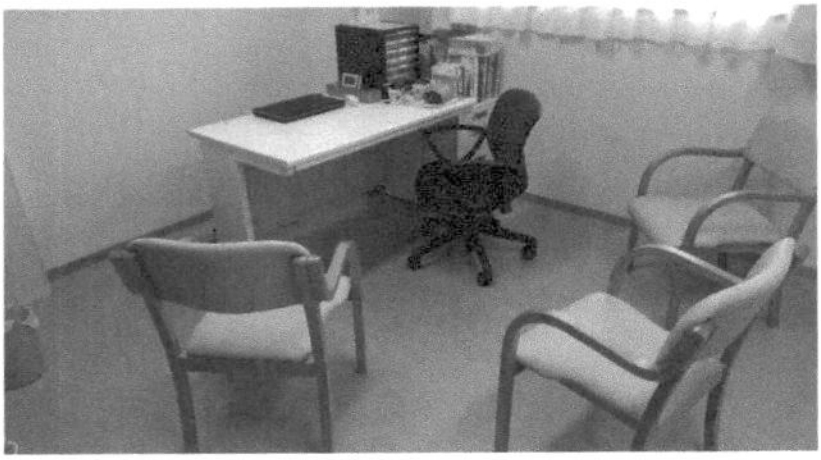

「あらためまして。森川と申します」

「私は武田と申します」

と、それぞれ2回目の自己紹介をした。

「今日は、いらしてくださってありがとうございました。少し遠かったからお疲れになられたでしょう。遅い時間になってしまい申し訳ありませんでした」

精神科の外来に初めて行くときは、きっと緊張していると思うし、何を言われるのかとても不安だと思う。精神面の困難が現れるまでに深く悩まれてきただろうし、困難に直面してからここに来るまでの間にも、様々な傷を負っているかもしれない。これ以上傷つきたくないと思っていたり、話すことを恥ずかしいと感じていたりする人もいる。

私たちは、ここまでの間に、その人たちの尊厳が傷つけられてしまっていないかを気にしながら、来てくださったこととこれまでの苦悩を深く労わりたいと思っている。

席に着く準備をする間に、部屋の温度を確認したり、少し部屋にいる時間が長くなりそうだったら、

「お飲み物は気軽に飲まれてください。途中でもお手洗いが必要だったり、部屋が暑いとか寒いとかありましたら遠慮なく仰ってください」

というようなことを伝える。

そして、全員が輪になった席に座ったところで会話を始める。

「まずは皆さんのお名前をお聞きしてもいいですか？」

とメモを用意しながら、

「今日は、ご家族でいらしてくださって、皆さん苗字が同じですので、お名前でお呼

びしたいと思うのですが、失礼ではないでしょうか？」

とたずねる。

母 ミユキ（仮名）です。

父 ユウスケ（仮名）です。

娘 ……。

母 娘はサチ（仮名）です。

たいていは名前で呼ぶのを許してくださる。それはお母さんとかお父さんといった役割から降りて、対等の関係性の中で、話したいと思うことを話してもらうためでもある。

「こちらをご紹介くださったのは、ミユキさんのご友人の岩下メグミ（仮名）さんですね。今日はいらしてくださってありがとうございました」

すべての人を尊重していることを言葉でも示し、メモを脇に置く。この先は会話に集中することになるから、メモをとる余裕はない。

そして、最初の質問をする。

「皆さん、この場について、どのように聞いているかを、それぞれお聞きしてもいいでしょうか?」

と、その場にいる全員から、ここに集まった経緯をお聞きする。

武田　たしか、こちらへは今日の16時頃、ミユキさんからお電話をいただきました。サチさんのことを心配されていて、ご友人の岩下さんからこちらのことを聞かれたと。

ミユキ　はい、そうです。とても心配で。どこに相談したらいいかわからなくて、区役所や保健所、友人たちにも聞いてまわって、岩下さんがここなら話を聞いてくれると言ってくれて、それでお電話しました。

武田　ありがとうございます。皆さんにも、こちらのことをどのように聞いていらっしゃるか、お聞きしてもいいでしょうか?　サチさん。

サチ　あ、はい。母が、急に……。

武田　そうでしたか。ユウスケさんは?

ユウスケ　私も娘が心配で、妻がここがいいと言うので、会社を早退して来ました。
武田　ありがとうございます。岩下さんは？
岩下　あ、私も。はい、こちらのクリニックのことを以前から知っていまして、知り合いの祖父がお世話になって、よく話を聞いてくれたというのを思い出したものですから、それで勧めました。私もサチさんから何度か電話をもらっていたので、とても心配していました。クリニックの方が、もし私も来ることができればとお話しされていたとミユキさんから聞きましたので、何かできることがあればと思って。

経緯の確認には、いくつもの大切なことが含まれている。たとえば、もしその場に知らない人がいる場合でも、お互いの背景を少しでも知れば話しやすくなる。また、話をするにしても気持ちの準備が整っていなければなかなか話しにくいものだが、経緯という事実を話すだけなら話しやすい。そして、ちょっとでも何か話せば、これから話したいことを話すためのウォーミングアップにもなる。

全員に経緯を聞いたら、60分後の終わり時間を確認したうえで、

武田　今日、ここで話したいと思うことやこの場に期待していることを、それぞれお聞きしてもいいですか？

と、再び全員に話をしてもらう。

武田　サチさん、いかがですか？

サチさんは一瞬顔を上げ、少し間があって、ぼろぼろと涙を流しながらうつむいた。

ミユキ　娘の話を聞いてほしいと思っています。娘が苦しそうなのが本当に心配で。

ユウスケ　なんとか助けてください。お薬とか治療とか何がよいか教えてください。部屋に閉じこもって、大声をあげたり、ぶつぶつ独り言を話したりしています。病気になってしまったのだと思います。

岩下　私にできることを知りたいです。

対話の場は、こうして開いていく。

対話の参加者

対話の場には、様々な苦悩を抱えた人たちが来る。職場の人間関係に悩んでいる人や、学校へ行きたくないという子ども、家族間の軋轢《あつれき》に苦しんでいる人、どうしたらいいのか戸惑っている認知症とともに生きる人とそのご家族、幼少期に受けた虐待の記憶に支配されている人、暴力におびえている人、住まいを失った人……。

クリニックに来ることができない人たちもいる。足腰が悪くて通院できない人だけでなく、精神的な苦悩が極限にまで膨らみ外出できない人たちもいるから、そういうときは、私たちがその人の自宅に伺う。

そして、私たちは、困難に至った人たちと対話の場を開く。

それぞれが話したいことを話し、それぞれが他者の話を聞く。話し切る、聞き切ることができるように、話す時間と聞く時間を丁寧に分けて、それらを丁寧に重ねていく。ときには、私たちが、話されたことを聞いてどう思ったか、何を感じたかを話す。外から来た人の言葉が、閉じてしまっていた関係性の中に、新しい視座や考えをもたらすことができるかもしれない。

そして、この対話の時間は、何度でも繰り返すことができる。

誠実に対話する

ケロプダス病院で始まったこの取り組みによって、それまで向精神薬による治療継続が必須と思われていた人たちや、何十年も精神科病院の中で暮らさなければならないとされてきた人たちの8割以上が、向精神薬をやめるか使用することなく、精神病状がなくなり、仕事や学業から離れないですむまでに回復している。

しかし、現代の精神医療の観点からして、ただ対話するだけでそのようなことが起きるとは、私には思えなかった。だから、私がまだ知らない何か魔法のようなものがあるのかもしれない、それを知りたいと思って、すぐに現地へ向かった。

そして、見学の1日目に、私は理解した。そこに魔法のようなものはない。ただ実直に、誠実に、対話を開いているだけなのだと。

しかし、それでもまだ、私の中の固定観念は簡単には崩れず、もっと何かあるはずだと、何度もその地に通ったのだが、そこには実直な対話以外は何もなかった。

対話の場面の一例

認知症とともに生きるハジメさん（仮名）と、娘のアキコさん（仮名）の間には、ひどく困難な状況が起こっていた。ケアマネジャーの山下さん（仮名）の紹介で、3人がクリニックに来てくださった。

まず、私たちがハジメさんに何か困っていることや心配していることがあるか聞くと、ハジメさんは少し考えて、

「何もありません」

と答えた。私たちはアキコさんにもたずねた。

アキコさんは、

「父はすぐ忘れてしまう。それに、ヘルパーさんに物を盗まれたとか、泥棒が天井にいるから警察を呼んでくれなどと言うのです。そんなことはないと何度言っても聞かない。何度言っても忘れてしまうんです。なんとかなりませんか。もう限界です」

と早口で話した。山下さんは、

「ヘルパーさんを疑ってしまって、部屋に入れないこともよくあります。そしていつも黙っていて、落ち込んでいるように見えます。食事の量も減っています。うつ病かなにかでしょうか。在宅生活は厳しいのではないかと思っています」

と話した。

ハジメさんはその間、ずっと黙っていて、そして徐々にうつむいていった。

「父はいつも黙ってしまいます……」

アキコさんは小さくため息をついた。私たちは、ハジメさんに、

「今、アキコさんや、山下さんが話されたことをお聞きになって、何か話したいと思ったことがあればお聞きしてもいいでしょうか？」

とたずねた。十数秒の沈黙のあと、ハジメさんは低い声で、ぽつりぽつりと話した。

「私は、できるだけ、何も、話さないように、しています」

再び沈黙の時間が訪れた。私たちには、ハジメさんが話したいことを話すかどうか迷っているように見えたので、その思いが言葉になるのを待った。うつむいていたハジメさんが少し顔を上げて、私たちと目が合った。私はハジメさんに、話すための時

間は十分にあること、何を話してもいいことを伝えようと、小さくうなずいた。ハジメさんは、最初少しずつ、途中からは堰《せき》を切ったように話し始めた。

「何か言うと、また同じことを言って、と言われてしまう……。迷惑をかけていると感じています。そのときの家族の表情や口調が苦しい。迷惑をかけたくないんです。私が認知症なのはわかっています。でも、何度も同じことを聞いているつもりはないんです。初めて聞いているつもりなんです。だけど、あとで何度も聞いていたんだとわかるんです。家族にとっては負担だと思います。だから、できるだけ話すのをやめようと決めたんです。もう死んでしまいたい」

ハジメさんは、ヘルパーさんが物を盗んだと言ったことはない、そんなことを思うはずがないとも話した。

「でも、私が間違っているのでしょうかね」

ハジメさんはそう言うと、黙って下を向いた。私はアキコさんのほうに身体を向けて、

「アキコさん、何か話したいと思ったことがあればお聞きしてもいいでしょうか？」

とたずねた。アキコさんは、

「私が悪いみたい。私が耐えればいいんですね。先生はそう仰りたいのですね」

と語気を強めた。私は、少し間をおいて、自分の気持ちを確認しながら言葉を紡いだ。

「アキコさんが我慢しなければならないとは思いません。誰かのために誰かが我慢するなんてことはあってほしくないと思っています。アキコさんも本当に大変なのだと思います。そして、ハジメさんも苦しいのだと思いました。どう考えたらいいのか……」

ハジメさんは姿勢を正し、私の目をじっと見つめて、こう話した。

「先生が、どう考えているのかを教えてください」

私は少し間をおいて、

「今日の皆さんのお話を聞いて、私が思ったことを話してもいいでしょうか？」

と聞くと、全員がうなずいた。

「私は、皆さんに幸せでいてほしいと思いました」

私は一呼吸おいて、言葉を続けた。

「ハジメさんは、家族のことを思っていろいろと考えている。アキコさんも、ハジメさんのことを心配して一生懸命にがんばっていらっしゃる。ケアマネジャーの山下さんは、皆さんが少しでも楽になってもらえたらと願って、今日一緒にこちらにいらしてくださった。お話を聞いていて私は、お互いにお互いのことをとても思っていると感じています。なのに、それがうまくいかなくて、絡まってしまって、お互いに我慢し苦しくなっている。それで、お互いに我慢しなくてもいいような何かを一緒に考えたいと思いました。まだ、どうしたらいいかはわかりません。だから、皆さんにもう少し、今の状況を教えてほしいと思っています」

と話した。そして、同席していたスタッフにどう思うかを聞いた。

武田　今はまだ、何が起きているのか十分にはわかりません。クリニックの中で話しても、現状はわかりにくいように思います。ご自宅に伺って、どんなことにお困りなのか、その困り事はどうやったら解消できるのかを、一緒に考えていきたいと思いました。

60分の時間はあっという間に過ぎた。家を訪問すること以外は何も決まらず、３人は対話室から出ていき、待合室に座った。

私は、よいアイデアを出せなかったことを悔やんでいたのだが、気が付くと、対話する前は暗く押し黙っていた3人が、待合室で笑いながら会話の続きをしていた。

このあと、何度か自宅に伺った。その中で、山下さんがいくつもの提案をしてくれた。そして、何度目かの訪問のときの山下さんの一言が、私たちの見ていた世界を大きく変えた。

「アキコさん、もっと私たちに任せていいのですよ」

それ以降、様々な助けになる工夫が見つかるようになって、家族で言い争うようなことはほとんどなくなった。しばらく経った頃、アキコさんが言った。

「助けが必要なのは私だったのですね」

小さな対話室

精神科外来の診察というのは、5分とか長くても15分くらいのことが多いと思う。医療保険の制度内では、15分より長い時間診察をすると、経営が立ち行かなくなってしまうからだ。その短い時間で、苦悩を話し切ることはできない。医学上の診断名と薬が選択されるだけの時間になってしまう。それが助けになるという人もいるとは思う。けれども、困難をじっくりと話さなければならない人たちもたくさんいる。

だから私たちは、私たちのクリニックに、小さな対話室を置いた。

第一章　オープンダイアローグに出会うまでのこと

世界でもっとも幸せな国を歩く

世界でいちばん幸福な国*とか、ムーミンやサンタクロースとか、森の中で人々が暮らす国とか、学校の宿題がほとんどないとか、そして「オープンダイアローグ」が誕生した国。そうしたことで知られるフィンランドへ、2015年9月、私は向かった（*国連の持続可能な開発ソリューションネットワーク2021年版「世界幸福度調査」より）。

空港に降り立って、私が全身で感じたのは、空間の静けさだった。耳からも目からも、そして香りも、すべてがゆっくりだと感じた。

数日間は、首都ヘルシンキの街を歩きながら、人々に話を聞いて、他の国や地域でもやってきたように、この国の幸せの理由さがしをした。

もちろん日々に不満を持っていたり、不幸がそばにあったりもするのだけれど、それでもたいていの人からは「今から森で遊ぶの」「家族との時間が大切なんだ」「政府はよくやっていると思う」「近所の人たちが助けてくれた」などの言葉を、都会のヘルシンキでも聞くことができた。

今でも、この国の人たちがどうして幸福だと思っているのか、はっきりした理由はわからないけれど、多くの人たちがたしかにそう思っている。
この年、日本は、幸福度調査で56位。調査の指標のうち、「寛容さ」と「自由度」の項目の点数が著しく低く、総合順位を落としていた。

この先少し、私がオープンダイアローグに出会うまでのことを書いていこうと思う。それは、私の個人的なことで、誰かの役に立つようなものではないけれど、この時代にオープンダイアローグが求められる背景の一事例として、記すことができればと思う。また、この話は、対話の実践者になるプロセスを書いた第三章へとつながっていく。

私の幼かった頃の話を少し

私は1973年、東京の豊島区要町で生まれた。貧しい家庭で、部屋中の小銭を集めて食材を買ったこともあると、のちに母親から聞いた。埼玉県の片田舎に引っ越して、家の近くにあったスーパーの一角で花の種を売る両親の傍らで、小さい頃は妹と自由に遊んでいた。そのスーパーの非常警報ボタンを押してしまって、母親があちこちに謝っていたことがたしか2回くらいあった。空き地でダンゴムシを丸めて遊んだり、近所の脇道を探検したりしていた。あの頃はまだ、家族の中に笑顔があったように思う。

しかし、いつの頃からか借金取りが家に来るようになった。なぜそうなったのかは今もわからない。さらに、いつの間にか、母方の親族と会うことが許されなくなっていた。とてもやさしい人たちで、どうして会うことが許されなかったのか今もわからない。母はずっと会いたがっていた。そして、どのあたりからか、家庭の中に暴力のない日がなくなっていた。その頃から、現実から逃れるためなのか、虚勢を張らなければならなかったからなのか、私は誰かと対話することをあきらめ、自分の世界に閉じこもるようになっていった。

私は18歳で家を出た。

「対話の旅」の始まり

私が「対話の旅」を始めたのは、1995年1月17日、京都で一人暮らしをしていたときに起こった阪神淡路大震災の日からだと思う。その前年に、母親を亡くしていた。

それまで私は、あまり何も考えずに生きていた。自分で何かを選択するのではなく、誰かが決めたものに寄りかかっていた。世界には、何か絶対的な真実のようなものがあるのだと思っていたからだと思う。

その日、アパートはひどく揺れて、冷蔵庫は2mほど動き、本棚も倒れてしまったので、私は「ああ、学校に行かないでいい理由ができた」程度に考えて、そのまま、また、こたつの中で眠り込んだ。しかし、2時間くらいして、寒さで目が覚めた。窓が全開になっていたからだ。何かがおかしいと感じてテレビをつけたら、地震の凄まじさを伝えるニュースばかりだった。

私は1週間後に兵庫県に入る。そこに友人が住んでいたのがきっかけだった。何をどうしたらいいかわからなかったから、手作りのおにぎりや食材をいくつか持って、友人が住む地域の物資受け入れ窓口に行ったのだけど、すでに大量の食材が全国から送られていたから、持っていったものは何の役にも立たなかった。私は本当に、何も知らなかった。

避難所に入ると、わずかな荷物を抱えた人たちが、足の踏み場もないほどぎゅうぎゅう詰めになって、冷たい床に座っていた。入り口を入ってすぐ左側にいたおばあちゃんに、私はたぶん自分の不安を紛らわそうと、しゃがんで声をかけた。おばあちゃんは、堰を切ったように話し始めた。

当時、声をかけた人のほとんどが、何が起こってどうなったのかを、早口で喋り続けていたように思う。災害に遭ったばかりの人々の心理はそういうものだと、あとで学んで知った。

私はその頃、鍼灸を学ぶ大学の2年生だった。だから自己紹介をして、おばあちゃんの肩や背中をたたかせてもらった。そのあとは、次から次へとそこにいる人たちが私にマッサージを求めてくれた。あっという間に数時間が過ぎて、消灯時間になり、私はその場所から離れた。

それから約7ヵ月間、私はほぼ毎日現地に通い、避難所に泊まることもあった。それはもちろん、誰かの役に立てることが嬉しかったからなのだが、同時に、対話の心地よさを感じていたからだと今は思う。

対話は、人と人の間で起こる。私は心身が痛む人のところへ行って、自分の手を通して相手の身体と対話した。マッサージが終わると、救援物資として届いていたお菓子やカップ麺を持たせてくれたり、やさしい言葉をかけてくれる人たちがたくさんいた。そこにいた人々は、大切な人を亡くし、大事なものを失い、未来への不安と、政府への恨みを言葉にしてもいいはずだったけれど、21歳の私にそのようなことを話す人はいなかった。

私はこのようにして、対話の旅を始めた。

父親との対話を試みた

このボランティア活動の間、私は様々な人と出会い、そのおかげで閉じた世界から抜け出して、また対話できるようになっていた。

その頃に出会った人々の中には、世界の様々な不幸に抗う人たちがいた。先住民族の人権のために、環境保護のために、社会の理不尽さを解決するために戦う人たち。知ってしまうと、世界にある不幸や理不尽さを放っておくことはできないと思うようになっていったのだが、その人たちと過ごす中で、なぜか私は、無性に家族と話したいと思うようになっていた。

母が亡くなって以来、絶縁状態だった父親のところへ行ったのは24歳のときだった。父親は私が高校生くらいの頃から、医学部に行きなさい、偉い人になりなさい、人のために生きなさい、とずっと言っていた。しかし、それは私のためではなく、父親の見栄だと私は思っていたから、医者になりたいと考えたことはなかった。けれども、私は父親と話したくて、父親が私を医者にしたい理由は他にもあると信じて、頭を丸めて連絡を取らなかったことを謝罪し、医学部に行かせてほしいと土下座した。そのときは、それ以外の方法を思いつかなかった。

ホームレスの人たちとの対話

都内の医学部に入学してすぐ、ありきたりな大学の授業を受ける気力を失くした私は、アジアやアフリカを旅するようになった。その一方で、2年生の頃から、日本でホームレス状態にある人たちの支援現場にも行くようになった。そこで出会うホームレスの人たちは、支援者たちから先輩と呼ばれていて、明日の食事がないとか、今夜の寝床は路上だという現実にもかかわらず、たいていは私たちに対してやさしく明るかった。

新宿の公園で行われていたその活動に何度か参加した半年後、地元豊島区の池袋でも活動があるというので行ってみた。それは私にとって衝撃だった。

毎週水曜日、仲間たちの見回りを行うのは、現役のホームレス状態にある人たちで、晩ご飯も食べずに2時間近く、駅周辺にいる人たちに声をかける。私はその後ろをついて歩いた。最初の頃は、よいことをしている自分に少し酔っていたと思う。だから、その頃は楽しかった。しかし、どこかで、かれらは自分とは遠い存在だと感じていた。

住まいを失い、路上に横たわる人たちに声をかけていたけれど、かれらの声は私には聞こえていなかったのだと思う。いつも明るく話し、痩せている私に「飯食ってるか?」と逆に心配してくれる先輩たち。かれらは好きで路上にいるのではないか、とさえ思っていた。なんとなく、気のいい知り合いがどんどん増えていく、そんな心地よさにひたっていただけだったから、ある日、夜回りをしていたとき、

「お前たちは何を考えているんだ、何もしてくれない」

と激しく怒鳴る路上に住む男性に、私は打ちのめされた。何時間も涙が止まらなかった。

今日のご飯を食べることができないホームレス状態にある人たちと一緒に夜の街を見回り、終わったら私は温かな家に帰り、かれらは路上で眠る。私は週に1度のボランティア活動で十分に貢献しているつもりになっていたけれど、それ以外の日もかれらの時間は路上で続く。

かれらの中には、本当は支援者たちに、どうして何もしないのかと怒っている人たちもいたのだ。

それ以降、路上にいる人たちの声が聞こえるようになった。最初の頃の私は、「困ったら福祉事務所に行ってください」と伝えるだけだった。福祉事務所に行けば何とかしてくれると信じていた。かれらが路上に留まるのは、そうしたいからだと思っていた。だから、まさか、がんを患って腹水をためたまま路上で亡くなる人や、救急車をかたくなに拒んで亡くなっていく人、冷え切って凍死する人、自殺する人がいる現実を受け入れることができなかった。私はこの現場に留まり続け、路上にいる人たちのこころの裡《うち》を聞きたいと思った。

借金を苦に、家族を置いて家から逃げ出したAさんは、いつ測定しても血圧が180㎜Hgを上回るというのに、かたくなに病院には行かないと言い張った。当時は、地域によっては、住まいがないと医療扶助が受けられなかった。その場合、病院に行くためには生活保護を利用しなければならない。それには「扶養照会」が必要になる。福祉事務所が家族に連絡をして、家族にAさんを扶養できないかと聞くことになる。

「路上生活はいいよ」

と笑って話す気のやさしいAさんは、きっといつか家族のもとに帰ることができるのだと信じていたのだけれど、じきに路上で亡くなった。Aさんは生前に、

「ふと、顔を上げると、子どもがいたような気がしたんですよね。気のせいだったのかな……」

と話していた。

Aさんはいつも、子どもが探しに来てくれるのを待っていたのだと、Aさんが亡くなってから気づいた。

「一度だけ電話したんですよ。でもすぐに切られてしまって」

Aさんと一緒に、家族に謝りに行けばよかったと今も思い続けている。

精神医療制度の「普通」とは

２００６年に私は医者になった。２年間の研修医の修業は、大学病院ではなく、人口に対して医師の数が日本でいちばん少ないといわれる地方で始めた。この２年の間に専門科を選択しなければならない。私はホームレス状態にある人たちと一緒にいる時間を長く持つために、「精神科医」という仕事を選ぶことにした。

幸運なことに、研修先の精神科の病棟で、とてもあたたかい人たちと出会った。アルコール依存症や薬物依存症に苦労する人たちのところで過ごした１ヵ月の間、かれらはいつも私のことを労わってくれた。こんなにやさしい人たちがいるのかと驚いた。かれらの生きてきた背景を知るとその壮絶さに震えたりもしたのだけれど、にもかかわらずかれらは本当にやさしかった。

そうした経験をしたので、研修医を終えたあと、私はアルコール依存症の専門病院に就職した。それは本当によかったと思っている。

今の精神医療では、苦悩するその人たちの話を十分に聞くことなく、専門家たちだけで事態を解釈して、その人たちの未来を決定してしまうことがしばしばある。

しかし、そのアルコール依存症の病院では、そうしたことを医療者たちが行うことはなかった。酒を飲むか飲まないかは本人たちが決める。飲まないでいられるためのアイデアを、一緒に考える。医療者は、かれらの手伝いをすることしかできなかった。酒を飲んだからといって閉じこめたり、向精神薬で行動を抑えることもない。いつも主役はかれらで、かれらの家族たちで、医療者はその人たちと一緒に悩むことしかできなかった。

それは、私がホームレス状態にある人たちと話すのと同じだった。私は、その人たちの代わりに意思決定することはできない。その人の気持ちを聞き、その人が一人ぼっちにならないように、ただその場所にい続けることが、私にできる唯一のことだった。

アルコール依存症以外の一般の精神科病棟でも働いた。そこは閉鎖病棟で、入院患者の多くは〝正しい〟意思決定ができない人として扱われていた。私はそれに慣れなくて、その人たちが強制的に病院に連れて来られて、有無を言わさず縛られる様子に慄いた。しかし、時間が経つにつれ、私の中の感覚も少しずつ麻痺していくのを感じていた。仕方ないのではないか、それ以外の選択肢はないのではないか。閉じこめられた人たちの苦悩を聞いても、私には何もできないと思うようになりつつあった。

東日本大震災の現場へ

2011年の3月から、私はアルコール依存症専門の病院を出て、東京の精神科病院に移ることにしていた。知り合いの医師が、地域活動をする精神科医を求めていると誘ってくれたのだ。

その直前に、東日本大震災が起こった。その日は電車が止まり、神奈川県にいた私も、地震の大きさに恐怖した。

私はすぐに、フランスに本部を持つ国際NGO組織の一つ「世界の医療団日本」の一員として現地に入った。思い返すと、このときまだ私には驕《おご》りがあったように思う。世界を巡り、日本の貧困の現場で働き、自殺の研究者たちと一緒に活動し、阪神淡路大震災でのボランティア経験もあったから、現地に行けば何かできると思っていた。

（震災のトラウマがある人は、以下の＊＊＊マーク内の文章は読まないでください）

＊＊＊＊＊＊＊＊＊＊＊＊＊＊＊＊＊＊＊＊＊＊＊＊＊＊＊＊＊＊＊＊＊＊＊＊＊＊

岩手県沿岸部の高台にある避難所にたどり着くまでは、まだ目に入る情景をちゃんと理解できていなかったように思う。そこから見た世界が、こころに焼き付いている。

それまでに学んできた精神医療の技術や手法は、ここでは意味をなさなかった。結局、私はまた、かれらの肩を揉んだ。

4月が過ぎ、人々の神経が昂《たかぶ》って話を聞けば堰を切ったように話されるのをただ聞くだけの時期が終わると、人々は精神科医である私に、こころの奥底にあるものを話すようになった。

「喧嘩をして、その日別れたまま……」「先生ね、どうして生きなきゃならないの？」「何もかもが、元の時間に戻ってほしい。そしたらやり直したいことがたくさんある」「あのとき、手を離してしまった」……。

＊＊＊＊＊＊＊＊＊＊＊＊＊＊＊＊＊＊＊＊＊＊＊＊＊＊＊＊＊＊＊＊＊＊＊＊＊＊

私は、答えのない被災者たちの言葉に、涙を止めることができなくなっていた。部屋に戻ってからも、毎晩涙した。

自殺希少地域

東北で活動をしていた最中の2012年、私は悲しみと絶望の中にいた。しかし、そんな状態の者が苦悩を抱える人の声を聞くことなどできなかったから、何かの答えをずっと探し続けていた。

私はその日まで、世界の中にある苦悩は、苦悩そのものを研究することによってわかることがあると思っていた。たとえば自殺について深く知るためには、自殺に関する研究をするしかないと考えていた。

そんなある日、岡檀《おかまゆみ》氏（当時、慶應義塾大学大学院）が、日本社会精神医学会というところで優秀論文賞を受賞して発表していた。そのときたまたま、私はその会場にいて、強い衝撃を受ける。それは、自殺で亡くなる人の少ない地域（自殺希少地域）に関する研究発表だった。自殺で亡くなる人が多い地域のことは自分でも調べていたのだが、亡くなる人が少ない地域のことには思いを巡らせていなかった。

実際、岡さんも、研究を開始するときは、研究を見てくれる人たちから反対を受けたという。「自殺予防因子など見つかるはずがない」。岡さんの研究が発表されるまで、ほとんどの人は、自殺希少地域の研究で何かがわかるとは思っていなかったと思う。しかし、反対が起こるとき、それは新しい発見の可能性を持つ。

岡さんは何年もその地域を訪ね、その地域のことを知っていくことから始めた。そしていくつかの仮説を立てながら、そこに住む人たち全員にたくさんの質問をしていった。同時に、風土の違いのせいではないかという議論を避けるために、風土や経済状況がよく似た他の地域も調査対象にし、それらを比較した。

岡さんは、自殺希少地域で発見した言葉を紹介してくれた。

「人間関係は疎で多」「ゆるやかな紐帯」「近所づきあいは挨拶程度、立ち話程度」「右へ倣えを嫌う」「病は市に出せ」「学歴とか肩書でなく、人物本位」……。

その他にも、人と人との関係についてヒントになる言葉が溢れていた。その意味を、そのときはまだ深くはわからなかったけれども、ただその言葉を聞くだけで、私は視界が明るくなったように感じた。

私はすぐに岡さんのところへ行って連絡先を聞き、さっそく研究発表で紹介されていた地域に行ってみた。その旅は発見の連続だった。結局、自殺希少地域を7ヵ所、計8回旅した。そこでは、あまりにも簡易に人と人がつながる。それでいて心地よい。

街で出会う人たちが旅をする私と気軽に話し、相談すればすぐに助けてくれて、ときには初対面でいきなり愚痴を聞くということもあった。希少地域の一つ、東京の神津島にあった特養では、人の世話をする人たちは一人ひとりに愛情を持っていた。入居する人がどんな人で、どう生きてきたかをみんなが知っている。その特養では、入居している人たちの間で、急に合唱が起こったり、喧嘩も笑いもある。向精神薬を飲む人はほとんどいなかった。

それまでの私は、困難を抱える人に対して、密に支えていくことが大切だと思っていた。しかし人的資源や物的資源が足りない中で、どう組織を運営するか、財源をどうするかなど、解決困難な迷路の中にいたように思う。

私は精神科病院に勤めていた頃、ある先輩医師から「自殺念慮のある人や統合失調症の人の話は聞くものではないよ。患者さんの具合が余計に悪くなるから」と何度か注意されたことがあった。話せば気持ちが少し開く。それが、かえって危険だという理由からだった。密に助ける、しかし話は聞いてはいけない。それは管理するしかないということなのか……。

ところが岡さんの研究は、人の可能性を信じるものだった。「たくさんの人とお喋りしよう」「病が軽いうちにどんどん話そう」……。現地を旅していたときに、私は本当にたくさんの人の愚痴を聞いた。きっとそれがいいのだと思った。

どうしたらそんな社会になっていくだろうか。そう思いながら、私は被災地域の支援活動を続けていた。私の活動は、一人ひとりを密に助けていくというものから、人と人が緩やかにつながっていくものへと変化していった。

理想と現実の狭間で

こうした活動と並行して、東京の精神科病院での仕事もしていた。10年ほど前のことで、今はその頃よりよくなった部分も多いと聞いているが、当時、それは私にとって、理想と現実のギャップの極致だった。地域に開かれた活動をしてほしいと頼まれて来た場所で、人を密に管理することが求められた。

「その人だけを特別にすることはできません」

「君は（組織の）外を見ているのか、内を見ているのか」

「誰もができる標準的な治療ができなければだめだと思う」

「自殺未遂者の話を聞いてはいけないよ」

「1時間で10人外来を診てください」

そして外来の時間中に、しょっちゅう病棟から電話があった。そのたびに患者さんとの会話を止めなければならなかった。

外からは行政の人が、

「このおばあさんを入院させてください。テレビの音が大きくて。何度言っても大きくするんです」

などと言ってくる。

苦悩する人の話を、じっくり聞く時間などなく、具合が悪くなったら強制的に入院させる、その繰り返しの日々。私がその波に飲まれていたとき、担当していた、とてもやさしかった3人の患者さんたちが連続して亡くなった。私はその記憶を永遠に消せない。

その病院に移って2年目、私はBさんの担当になった。彼はいわゆる幻覚妄想状態にあった。Bさんは路上生活をしていたのだが、いつもいた場所から追い出され、別の場所に運ばれてから具合がひどく悪くなり、大声を出すなどして、施設にもいられなくなって、精神科病院に入院することになった。

彼は病院に着くなり、「入院はしない」とはっきり意思表示をした。しかし、入院することは、彼の意思にかかわらず、すでに決定されていた。彼を再び野宿させたら死んでしまう。かといって、このままでは施設にもいられない。私は入院の決定に加担した。

入院を拒否するBさんが抵抗できないように、職員たちが取り囲む。彼は抵抗することなく、病棟に連れていかれた。そして隔離室に入れられる。Bさんがスムーズに従うのを見て、私はBさんが、この一連の流れを以前にも何度か経験しているように思えた。

隔離室に入ると、今度は病棟の職員たちが、Bさんに病棟用のガウンに着替えるよう命じた。彼はそれをきっぱりと断る。着替えさせる権利など職員にはないのだが、さらに数名の職員が応援に入って彼を囲み、無理やり衣類を脱がせようとした。Bさ

んが大声で叫ぶ。そのままでは、身体を拘束され、薬が点滴で投与されるところだったのだが、彼はこのとき、

「たばこを吸わせてくれたら着替える」

と言い出した。私はBさんが路上生活をしていたときから、彼のことを知っている。交渉事をよくする人で、ボランティアからもらったおにぎりを持っていって、

「ねえ、あなた。これをあげるからお金ちょうだい」と言うような人だった。

職員たちはそんなことは認められないと迫ったが、私は間に入って、Bさんと一緒に喫煙所に行った。Bさんは上機嫌で、さっきまで大声を上げていた人とは思えなかった。そして一緒に部屋に戻ると、自らガウンに着替えた。

しかし、私がBさんと外に出たことはルール違反とされ、そのあと私は、Bさんの主治医から外れることになった。

私がいた当時の精神科病棟の中では、患者さんを指示に従わせるために大勢で取り囲むようなことが、当たり前のように行われていた。患者さんの側からすると本当に恐ろしいことで、こころに外傷を負い、その傷に苦しむ人たちも少なくなかった。

当時、その病院にはきれいな新しい病棟もあったが、長期入院者のいる古い病棟も3つあった。トイレは男女共同で、一人ひとりのプライバシーなどまったく存在しなかった。医療側からの明らかな暴力を何度か目の当たりにした。その場所から逃げようとした人を後ろから捕まえて、馬乗りになった職員を見たときは、怒りで我を忘れそうになった。だが、その人はその人なりの正義で、それをしていたことに言葉を失った。

古い病棟では、薬の時間になると、何十人もの患者さんたちが看護ステーションの前に並ばされて、一人ひとり口を開けたところに薬を押し込まれ、飲んだことを確認されていた。薬を飲む列に並ばないと叱責され、スタッフたちの態度に腹を立てることは許されなかった。スタッフの数が少なすぎて、このスタイルで薬を配るしか方法がなかった。もし、患者さんたちが怒れば、それは病気の症状とされて隔離室に入れられ注射を打たれていた。仮に自分の家族がこのような扱いを受けていると知ったら、どう思うだろうか。もしも自分自身が精神の病になってここに入院することになったら、どう感じるだろうか。そう考えると、私の中にはいつも怒りがあった。

私は、古い病棟の一つを、奴隷船のようだと感じていた。別の病棟では、回復や生活訓練という名目で、患者さんたちは軍隊のように管理されていた。

私はその仕組みに抵抗しようとした。看護師から「先生、Cさんが言うことを聞きません。怒ってください」「先生、Dさんが暴れています。隔離指示をください」「先生、夜間は危ないので身体拘束の指示を出してください」と言われて、すぐに「そうしましょう」と指示を書いていれば、きっと波風立たなかっただろうと思う。

しかし私は、「ちょっと待って」と言って、その人たちに話を聞きに行った。何十分と話を聞いて、そうしたらほとんどの場合、それらの行動にはその人なりの理由があるとわかった。つらいことがあったり、他の入院患者との間で嫌なことがあったり、スタッフの対応の理不尽さに怒っていたり、向精神薬の副作用で苦しんだりしていたのだった。だが、かれらの気持ちが聞かれることはとても少なかった。

そんなことが繰り返されることに絶望し、隔離室に入って自殺を図る人たちも何人かいた。それでも、かれらが生き延びたあとに、こころの裡を聞こうとするスタッフは多くなかった。「自殺をしてはいけません」と怒られ、危険なものは部屋から取り出されて、もう二度と自殺はしませんと約束するまで部屋に閉じこめられた。そこでは、そうする以外に、自殺を止める方法は見つからなかった。

しかしなぜ、かれらはあんな扱いを何十年も受けなければならなかったのだろうかと今も思う。3つのうちもう一つの、もはや、入院患者を閉じこめているだけの病棟。そこに長期入院している人たちの傍に行って、退院したいかと聞いた。そのうちの一人が、

「退院はしたい。だけど、みんなの迷惑になるからここで耐えます」

と答えた言葉が、私の頭から離れない。

今は、この3つの病棟はなくなった。しかし、こうした病棟を持つ病院は、日本にまだたくさんある。

日本の精神医療体制は世界とかけ離れている

私たちのこの国は、世界中でもっとも多くの精神科病院を持ち、世界の精神科病床数の5分の1が日本にある。そして、何年も何十年もの間、長期にわたって入院する人が世界一多い。

そのことに疑問を持つ人はたくさんいるし、抗おうとする人も多くいるのだが、今のところ変わる気配はない。

私が訪れた北欧やイタリア、オーストラリアでは、精神面の困難に直面したら、ひとまず休むための場所があった。世界中で、精神科病院に人を閉じこめるやり方はやめようという方向に進みつつあり、入院がまったくなくなったという国はまだ存在しないけれど、こんなに長期にわたり入院させられる国は本当にわずかである。

こうした状況が続いているのは、精神科病院のせいだと思う人もいると思うが、実際のところ病院の現場に悪意はないし、むしろ入院依頼の多さに忙殺されているのが現状だ。

ところが、精神面の困難に直面した人たちを、この国の制度は助けようとしていない。そして、そのことに対する自覚もないように見える。この国には、困難な状況を家族か病院に押し付ける以外の選択肢がほとんどないのだ。

しかも、それは、精神医療の現場だけのことではない。どこかの相談窓口で悩みを言うと、「精神科に相談したほうがいい」「入院を考えたほうがいい」と言われるのは珍しいことではない。「ただ話を聞いてほしい」というのは、よくあるとても大切なことで、そして実際、ただ話を聞いてもらえれば、それだけで本当に助かるのだが、そういう時間も助けも、日本にはほんのわずかしか用意されていない。

病院から外へ

このままでは何も変わらない。２０１４年、私は3年間勤めた病院をやめた。外のクリニックで、外来と訪問診療をしたいと思ったからだ。精神科病院を受診するのは、様々な理由でとても敷居が高い。だからひどく拗《こじ》らせてから、ようやく受診されることが少なくない。そうして病院にたどり着いた頃には、入院以外の選択肢がなくなっている。そういう現実をたくさん見てきたので、その前にかれらと出会いたいと思った。

その少し前、行政からの依頼で、ある方の家に伺ったことがある。幻覚妄想状態で、医療は中断されており、近所の人たちのところへ何度もお金の無心に行っているということだった。私はまず現場を見て、その人の話を聞こうと思っていた。

しかし、現地に着くと、恐ろしいことが起こっていた。すでに民間救急の人たちが動員されていて、私が入院だと言いさえすれば、かれらが本人を囲んで病院に連れていく手配が整えられていた。

それは、かつて私が、措置入院の判断をするために、都庁へ行ったときの記憶と重なる。私は、警察に保護されたその人の情報を事前に書類で読み、会ったばかりのその人の措置入院の決定を、その場で下すよう促された。面会は、法律で義務付けられているので、儀式として執り行われたにすぎなかった。私と、もう一人の精神保健指定医は、書類の情報を優先するほかなく、措置入院以外の選択肢を見つけようがなかった。さらに、都庁の職員から、身体拘束をするための項目にチェックするよう指示された。本人の様子を見て、「それは必要ないと思う」と伝えたのだが、何を言っても矢継ぎ早に「念のためです」と言われ、私たちは抗うことができなかった。

ここで入院の決定をしなければ、この人を支援する方法がほとんどないことも事実だった。その人に必要なのは隔離ではなく、もっと違う助けなのだが、その方法をこの国は用意していない。今思えば、「身体拘束は必要ない」とはっきり伝え、「念のために」と言うならば、「では念のために私が同行します」と言えばよかった。時間がないからといって、その人が理不尽に扱われるのを見過ごしてはいけなかった。都庁の職員が悪いのではない。仕組みが間違っているのだが、抵抗しなかった私も加担したのと同じだ。

一瞬しか会えなかったその人のことを、よく知るための時間も与えられず、私は流れに同調してしまった。

先ほどの話に戻る。私は、その人の家の扉をたたいた。民間救急の人たちがスタンバイしているとはいえ、現場から離れた都庁や病院で会うのとは大きく異なる。

その人はとても気が弱そうで、たしかに会話はまとまらず、独り言を言いながら、私とも話すという感じだった。事前に聞いた状況から判断すると、強制入院を免れる方法はないように思えたのだが、私は床に座るその人と膝を突き合わせ、目を見て全身全霊で話した。

「あなたの困り事を教えてください。助けに来ました」

まとまりがないように見えたその人は、意識をしっかりと保つようにして、自分の苦悩を話し始めた。

「おなかがすいた。お金がない」

1時間以上、その人や、支援の人たちと話し、そうなってしまっていた理由もわかったことで、私たちはその人の生活を立て直す計画を、その人と一緒に立てた。その人は入院を免れ、じきに落ち着いた暮らしを再開することができた。

このとき、私がもし家を訪れていなければ、この人は民間救急の人たちに連れられて来院し、そのまま入院になっていただろうと思う。病院まで連れてこられてしまったら、その人の困り事を聞く時間はなく、その人がどうして困っているのかを想像することも難しい。事前の資料に基づいて、入院が決定されていたのではないかと思う。

しかし、その人の家で、現場で会えたら、何をどう手伝えばいいのかが見えてくる。

だから、私は外に出ようと決めた。

外のクリニックに勤め始めてから最初の数ヵ月は、行政や支援者からの依頼に応じるかたちで、その人たちの家へ往診に行くことが何度かあった。そのほとんどは、入院の必要性を判断するためのものだった。同じように、すでに救急車が用意されていた家もあった。

けれども、それらのほとんどは無用だった。

その人たちは、考えがまとまらなかったり、認知機能が低下していたりして、家賃が払えないとか、ゴミを出せなくて部屋がゴミだらけになっているのに困っているだけだったから、その困り事を現場で知り、どうしたらいいか一緒に考えて、その手助けをすればよかった。10件の入院判断の依頼のうち、9件は入院しなくてもよかった。一人暮らしが難しい高齢の方は施設入所になったり、健康状態が悪い人には入院を勧めることもあったが、そのまま家で生活を続けられる人が大半だった。

どうにもならなくて入院の選択をすることになったとしても、それは無理やりではなく、その人やご家族とよく話をして、身体拘束をしない病院に休養や療養の目的で入院してもらう、という場合がほとんどだった。

それでも数人は、強制的な入院になってしまうことがあった。どうしたらいいかがわかっているのに、望まれない入院しか選択できなかった。そうしなければ、その人は死んでしまうと思ったからだ。そして、それが高齢者の場合、住まいに戻ってくることはほとんどなかった。もう少し何かできなかったのか、今も考え続けている。もしここが北欧なら、きっと大丈夫だったのにと思ってしまう。

オープンダイアローグに出会う

外に出て、困難に直面した人たちと少しでも早く会う。それは達成できつつあったのだが、すぐに限界がきた。外来や訪問診療の予約がいっぱいになってしまい、機動的に動くことができなくなったのだ。動けなくては何もできない。私は、どうすればいいのかわからなくなっていた。何のために仕事をしているのかと、追い詰められた気持ちだった。そんなある日、オープンダイアローグに出会った。

「森川さん、オープンダイアローグって聞いたことあります？」

友人から初めて聞いたその言葉に、私はすぐに惹かれた。

「オープン」「ダイアローグ」。

「開かれた対話／対話を開く」。

２０１５年９月、私は友人たちと、オープンダイアローグ発祥の地へ飛んだ。

第二章　発祥の地ケロプダス病院で

フィンランドのおじさん

首都ヘルシンキから小さな飛行機に乗って1時間あまり、スウェーデンとの国境に近いケミ＝トルニオ空港に着いた。この空港の隣町に、ビルギッタ・アラカレ氏やヤーコ・セイックラ氏らが中心となってオープンダイアローグを生んだケロプダス病院がある。

飛行機が大自然の中を走る滑走路に止まる。タラップから降りて、空港の小さな建物を通り過ぎ、タクシーでトルニオ市内の宿に向かった。空気はとても冷たかったけれど、不思議と寒さは感じなかった。自然以外何もない道を数十分走ってたどり着いた木造の宿には、夜遅く到着したせいでオーナーはいなかったが、部屋の鍵が受付の棚の上にメッセージ付きで置かれていた。狭い廊下を奥に進んで突き当たりにある木製の扉を開けると、少し広めの部屋に北欧風の布が敷かれたベッドが置いてあった。私はすぐにその上に寝そべった。フィンランドのベッドは狭くてとても硬いから、寝心地が悪いかと思ったが、慣れてくるとそれほど悪くない。

翌朝、朝食会場に行くと、丸太を切って作ったテーブルと椅子がいくつかあって、男性客たちがもくもくとパンとスープを食べていた。オーナーもその場にいて、小さな声で挨拶をした。フィンランドの人たちは本当に静かだ。

朝食を終えてタクシーに乗る。別々の宿に泊まっていた友人たちをピックアップしながら、車はケロプダス病院に到着した。広大な敷地で、外部と病院の境がわからない。寒冷な土地に生きる細い木々やキノコを見ながら、病院の建物へ向かうと、ひと気のない敷地に、一人だけ姿が見えた。その人は、茶色のジャケットを着た恰幅のいいフィンランド人のおじさんだった。

「よう、どこから来た？」

彼は屈託のない笑顔で話しかけてきた。お互い片言の英語だったので会話は長く続かなかったが、最後は「写真を撮ろう」と言われて肩を組んで皆で写真を撮った。

あとでわかったのだが、このおじさんはケロプダス病院に通院している人で、ときどき問題を起こしては別の町にある病院に入院しているという。

スタッフの一人が、

「オープンダイアローグなんてやってるから、彼の病気はよくならないんだと言われます」

と話していた。そんなことになっているのは、そのおじさんくらいのようだったが、そんな人も笑顔で暮らしているんだなと思った。おじさんは元気だったし、フレンドリーだったし、自由だった。

見学プログラム

私たちはおじさんと別れ、病院の玄関の扉を開けた。北欧風の洒落た空間が視界に入ってくる。受付の人も、人の出入りを管理する人もいなかった。私たちが椅子に座って待っていると、間もなくして案内をしてくれるスタッフが迎えに来てくれた。私服姿の彼女は、丁寧な自己紹介のあと、私たちを労うようにしながら病院の建物から少し離れた場所にある研修棟に案内した。最初に会ったこのスタッフとは、今も連絡をとりあっている。

研修室に入ると、すぐ手前にコーヒーやお菓子が置いてある机があって、30人くらいが入れそうな部屋に、私たち3名のほか、他のグループの3名と、通訳をしてくれる人がいた。通訳者はフィンランドに長く住む日本人で、ムーミン研究家の森下圭子さん。この出会いはのちに、私たちがオープンダイアローグを実践するうえで欠かせ

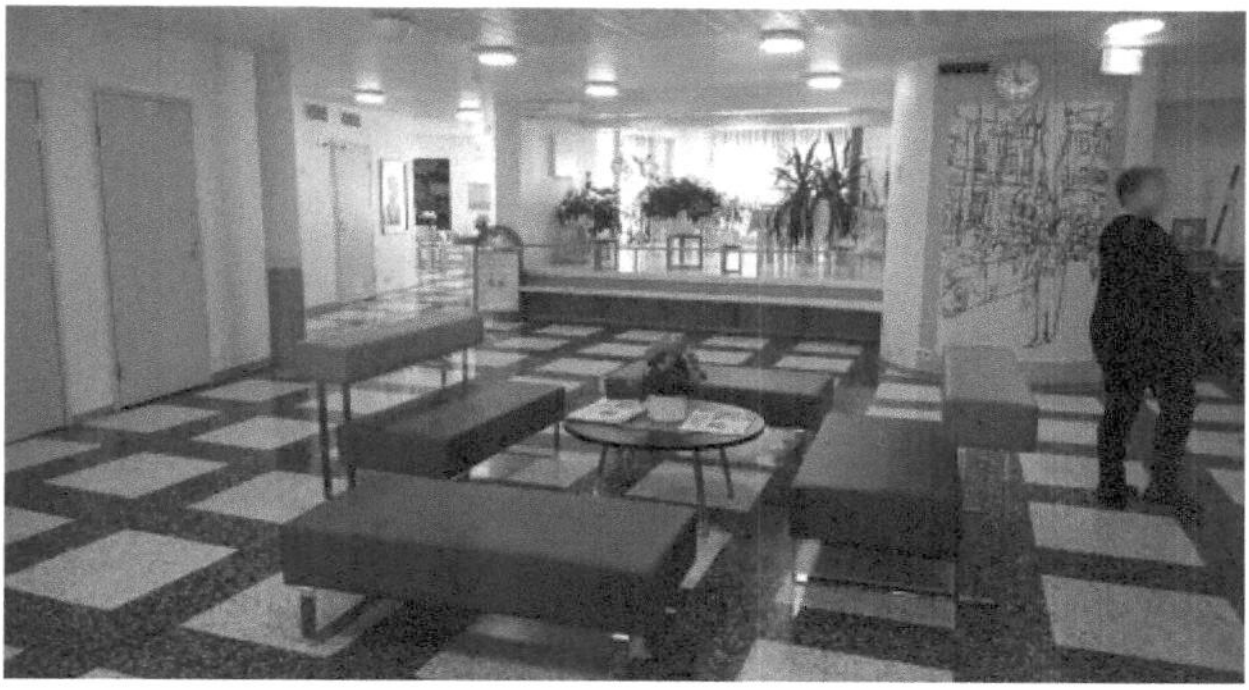
ケロプダス病院の中に入ると、モダンな空間が広がっていた。

ないものになる。

研修室の椅子は、講師と対面する向きではなく、講師も含めて輪になって座るように配置されていた。翌年もこの研修室に来たのだが、もっと輪になりやすくなっていた。

スタッフの一人は、

「最近は外国からの見学者が増えています」

と話し、実際、オープンダイアローグへの関心はどんどん高まっていて、世界各地から見学者が来始めていた。スタッフたちも、見学者に何か持って帰ってもらおうと、経験値を年々積み上げているようだった。

当時を振り返りながらこの原稿を書いていて思

うのは、ケロプダス病院のスタッフは、他者を大切にする姿勢が一貫していることだった。相談に来る人に対しても、私たちのような見学者に対しても、内部のスタッフに対しても、外部の関係者に対しても、かれらは常に相手に深い敬意をもって接し、その応答はいつも対話的だった。

「あなたが知りたいことは何でしょうか?」

それがスタッフから私たち見学者への最初の問いであり、最後までその姿勢は変わらなかった。私は自分が何を知りたいのか、どうしてここに来ようと思ったのか、その経緯を話し、スタッフたちはそれに応えようとし続けてくれていた。

スタッフは、ケロプダス病院の歩みとオープンダイアローグの歴史、そしてオープンダイアローグの実践に欠かすことのできない「7つの原則」(79ページ参照)を説明したあと、病棟を案内してくれ、最後にリフレクティングの体験を提供してくれた。それらは、そのときの私たちのニーズにぴったりだった。私たちはまだ、オープンダイアローグというものが何なのかわかっていなかった。だからその歴史を知ることは、オープンダイアローグを理解する助けになり、7つの原則とリフレクティングは、翌日から実践者になることを後押しするものだった。また、入院している人がほとんどいない小さな病棟を見ることで、具体的なイメージを持つことができた。

翌年も、私は別の仲間たちとケロプダス病院を訪れた。1年前は日本ではほとんど情報を得られなかったが、この年になると関心を持つ人にはある程度の情報が入ってくるようになっていて、そのときの参加者のほとんども、オープンダイアローグの実践に向けて試行錯誤している人たちだった。

このとき用意してくれたのは、3日間のプログラムだった。私は2回目だったので、1回目のときと話が重なるに違いないと思っていたのだが、そんなことはなかった。このときもケロプダス病院のスタッフは、私たちがここに来るまでの思いや期待していることを聞いて、そのうえでプログラムを組んでくれたのである。しかもプログラムの中身は、私たちとの対話の中で変化し、より実践的になっていた。私は1年間いろいろ試して行き詰まりを感じていたのだが、このとき聞いたり体験したりしたことが、前に進むヒントになった。対話することで、参加者もスタッフも少しずつ前に進む。見学プログラムも、オープンダイアローグそのものだった。

オープンダイアローグの歴史

ケロプダス病院を見学した初日、先述の「オープンダイアローグの歴史」が、オープンダイアローグが始まった頃からここで働いている心理士のタピオ氏によって紹介された。彼は人類が誕生し、フィンランドに人が暮らし始めた時代から話を始めた。

オープンダイアローグの歴史を説明するというのに、まるでいたずらっ子のような表情で、はるか昔、人類誕生の話を始めるので、私たちの緊張は一気に崩れた。そのときはそれだけのことだと思ったのだが、今はなぜ、タピオ氏が人類誕生の歴史から話したかったのか理解できる。それは笑いを取るためだけにしたことではなかった。

タピオ氏が言いたかったのは、「オープンダイアローグ（開かれた対話／対話を開く）」は、人類が誕生したときから必要なものだったということだ。人類は生きるために争いを続けてきた。と同時に、生き延びるためには仲間が必要だった。どうしたら生きやすくなるのか、常に創造していかなければならなかった。

人類の歴史を動かしたのは、いつも対話だった。人は対話をやめたときに戦争を始めてしまう。人を支配し管理してしまう。タピオ氏は、フィンランドがロシアから植民地支配を受けた歴史も話した。

そして話は、精神医療の歴史へと続く。しばらく、そこに対話はなかったという。医療者たちは、精神面の困難に直面した人が自分で意思決定することはできないと考え、処遇は自分たちだけで決めていた。力のある側が、力のない側の声を聞かない時代が長く続いた。

それを覆そうと、ケロプダス病院で生まれたものが、のちにオープンダイアローグと呼ばれるようになる。

1984年8月27日、オープンダイアローグは誕生した。この日、当時、病院長だったアラカレ氏は、

「その人のいないところで、その人のことを話さない」

「1対1で会わない」

と決めた。この2つの決定は、前日に行われた外部の実践者たちとの勉強会がきっかけだった。かれらは「すべての意思決定は、本人のいないところでは行わない」「病状を診断する前に、困り事を複数のスタッフで聞く」という、1960年代にフィンランドのトゥルクという街で始まり、全土に広がった精神医療スタイルの実践者

たちだった。

2つのことが決定されたからといって、すぐにすべてがうまくいったわけではない。ケロプダス病院でも、最初は試行錯誤の連続だった。

当時、ケロプダス病院には、何十年と病院で暮らす社会的入院と呼ばれる状態にある人たちが100人以上いた。一方、その頃すでに、世界の精神医療は入院を減らす流れにあり、精神科病院の数はものすごい勢いで減っていた。人間を精神科病院に長期間入院させることは、明らかな人権侵害である。フィンランドはそうした世界の流れに少し遅れて参加し、その中でケロプダス病院も選択を迫られていた。ケロプダス病院のスタッフたちは、どのようにすべきか勉強を続けていた。

病院長の決定に基づいて、まずは本人たちの話を聞こうと、スタッフたちは病棟に入院する患者さんたちの家族を病院に招いて、一緒に話すことから始めた。

「全員の家族が、すぐに来てくれたわけではありませんでした」

と、当時を知るスタッフは振り返る。

「それまで、精神病状があると思われる人は、家族が病院に連れてきて、そのまま置いていっていたのです」

家族を招くという試みは、そうした背景もあって、あまりうまくいかなかったという。それでも、病院に来てくれる家族たちもいた。

スタッフの一人は、そのときのことを語る。

「何十年と入院していた人の家族を招いて一緒に話したとき、私たちは驚きました。家族たちが、何十年も前の話を、昨日のことのように話したからです。家族にとっては時が止まったままだった。私たちは何のアプローチもしていなかった」

ケロプダス病院のスタッフたちは、何のための誰のための病院なのかを考えなければならないと気づく。そこから試行錯誤が始まった。スタッフたちは、まず家族療法を学び、それ以外の様々な療法や技法も使って、病苦に悩む人たちを助けようとした。

「最初の頃、私たちが行ったのは、家族と話して、専門的な解釈や助言をすることでした」

しかし、招かれた家族にとって、専門職による評価や助言は助けにならなかった。

「家族と話して、私たちがこうしたらいいと助言して、実際にそのとおりにしてもらったこともあったのですが、次に会ったときはそれとは違うことが起こっていました。なぜ教えたとおりにしてくれないのかと最初はうろたえましたが、あとでわかったのは私たちの助言は役に立っていなかったということなのです」

専門職が考えるよいことと、困難を抱える人たちやその家族の現状との間には、大きな隔たりがあった。専門職たちは、かれらによい方法を教えられるほど状況を把握していないことを思い知る。

「もちろん様々な療法の考え方は助けになりました」

しかし、困難が大きすぎて混乱したり興奮したりしているような状況では、特定の手法をあてはめようとしてもできなかった。

「その場で必要だったのは、何に困っていて、何を話したくて、どういった助けが必要なのか、それを真摯に実直に知ることでした」

対話するしかなかった。

「その人のいないところで、その人のことを話さない」と同時に決められた「1対1で会わない」という決まりには、医療者と患者さんの上下関係をなくすということが、目的の一つとしてあった。対話は、対等な関係でなければ実現しない。と同時にそれは、医療者の間でも上下関係をなくす試みだった。

あるスタッフが、

「私の母は看護師で、当時のスタッフの一人でした」

と、母親から聞いた話をしてくれた。

「1984年の8月27日以降、患者さんやご家族との対話の場に、看護師も参加することになりました。最初はとても緊張した、と母は話していました。その場には医師がいて、心理士がいて。それまでは、看護師に意見を求められるようなことはなかったそうです。それが突然、『あなたはどう思う?』と医師や心理士から聞かれるようになったのです。母は、最初は何も話せなかったと言っていました」

しかし、すぐに看護師たちは話をし始める。

「対話する中で、看護師たちは気づいていきました。医学を知っているのは医師。心理学を知っているのは心理士。だけど、患者さんとたくさん話しているのは看護師。私たちが、いちばん患者さんのことを知っている」

対話の場は、全員が対等で初めて成り立つ。医療者の間に上下関係があることは、対話を阻害する。誰がいちばん偉くて、誰が意思決定する力を持つのか、そんな序列は排除されなければならなかった。対話の場に招待される人たちは対等で、その場に当人たちのことをよく知っている看護師がいなければ、その意義は半減してしまう。

ケロプダス病院は、医療者と患者・家族の間の上下関係だけでなく、医療者間の上下関係もなくした。


このような試みを続けていく中で、長く入院していた人たちも、退院して病院の外で暮らせるようになっていった。

そして、この試みは、外来でも行われるようになる。それまで行っていたようなやり方、すなわち本人の病状だけを見て、医師が診断して治療方針を決めるというのはやめて、初めて病院に相談に来た人たちとも、その本人とご家族、スタッフ数名とで対話を行うようにしたのだ。

「何があったのか、どうしたのか、何が怖いのか、何に困っているのか、どんな助けが必要なのか、何を話したいと思っているのか、誰と話したいのか、誰に知ってほしいのか」

対話を繰り返すことで、それまでなら入院が必要だと判断されていたような場合でも、状況は大きく変わった。ほとんどの人にとって入院は不要だった。

精神的な不調を抱える人とそのご家族の間には、大きな困難があって、その困難は会話を邪魔し、会話がないことがまた、誤解や疑心暗鬼を膨らませていた。だからケロプダス病院のスタッフは、その困難の中に入って、対話することを手伝った。ただ話すだけで、それまで存在していた困難や誤解の多くは解消した。なぜなら、かれらは話していないだけだったからだ。

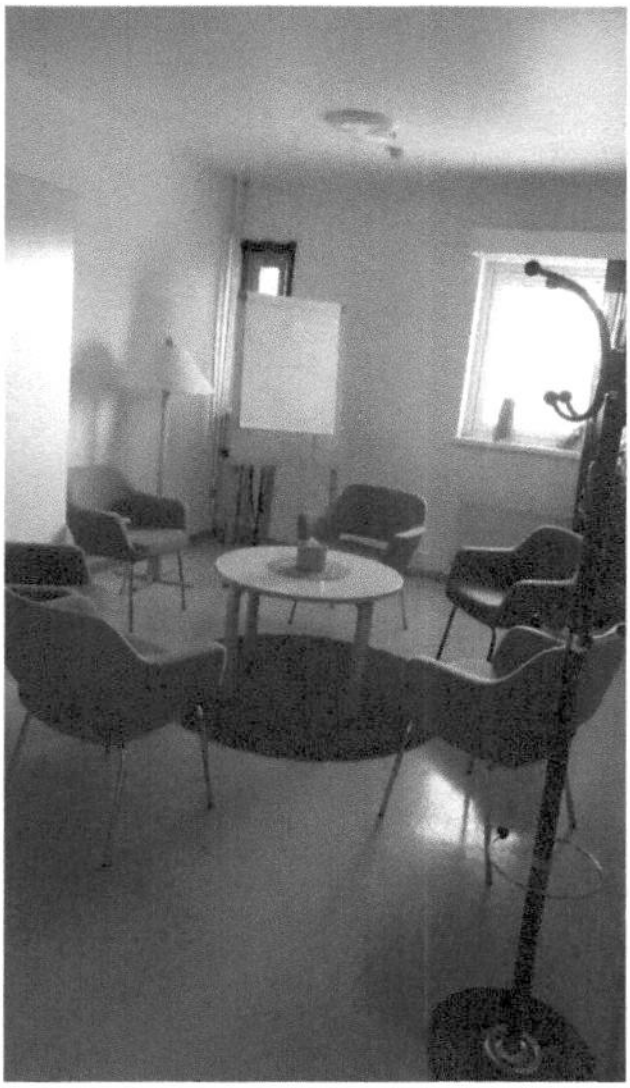

ケロプダス病院の中にある、対話のための部屋。

7つの原則

ケロプダス病院が歩んできた歴史が話されたあとで、「7つの原則」が紹介された。ケロプダス病院では、自分たちの実践を調査し、うまくいった事例を集めてなぜうまくいったのか、その要因を抽出し、７つに分類していた。それが、以下に示す７つの原則で、ケロプダス病院では、困難に直面した人たちと接するときの指針として、ずっと大切にされている。

- IMMEDIATE HELP
- SOCIAL NETWORK PERSPECTIVE
- FLEXIBILITY AND MOBILITY
- RESPONSIBILITY
- PSYCHOLOGICAL CONTINUITY
- TOLERANCE OF UNCERTAINTY
- DIALOGISM

それらは、英訳するとこのようになる。これをさらに日本語訳すると、意味合いが少し変わってしまうようにも思うのだが、私なりに訳してみた。

- すぐに助ける

・本人に関わりのある人たちを招く
・柔軟かつ機動的に
・責務／責任
・心理的な連続性／積み重ね
・不確実な状況の中に留まる／寄り添う／すぐに答えに飛びつかない
・対話主義

ケロプダス病院では、7つの原則について、こう話す。

「これらの意味について、説明しようと思ったら一日では足りません。ここには、たくさんの思いがこもっています。私たちは、この7つの原則の意味を定期的に話し合うようにしています」

7つの原則の意味は、固定されたものではない。時代やその場にいる人たちによって、柔軟に変化する。不確実な状況の中に留まるとはどういう意味なのか、どうしたらそうなるのか、責務とは何か、対話主義とは何か、そうした話し合いをスタッフ全員で対話的に行うのだという。

7つの原則についての話は短い時間だったが、この原則を知ることは、それ以降、私のオープンダイアローグの理解を助けてくれた。それぞれの意味合いについての説明も少しあったが、そこで話されたことはその場でのことであったから、私はそのときの説明は忘れることにした。そして今も、オープンダイアローグの実践の中で、この7つの原則の意味を考え続けている。

スタッフ同士仲がいい

病棟見学の時間もあった。そこで出会ったスタッフたちは、みんな穏やかで、ゆとりがあり、にこやかだった。私たちの訪問も歓迎してくれた。忙しい最中に見学者が来るというのは、仕事の邪魔になる面もあって、コーディネートしてくれる担当者以外とはあまり話せなかったりするものだが、ここでは誰もが会話に参加してくれる。

一緒に行った友人から、メンターについての質問が出た。精神面の困難に応答する仕事は、感情の労働であり、気持ちがとても疲れるものである。そこで、そうした仕事をする者は、自分の気持ちを支えてくれる人（メンター）を持つとよいとされる。

友人が、「自分たちのこころの状態がつらくなったときはどうするのか？　メンターはいるのか？」という質問をしたとき、ケロプダス病院のスタッフは少し考えてから、こう答えた。

「そうですね、私たちはみんな、お互いのことをよく知っています。3年以上かけてお互いのことを知るプログラムを行っているのです。自分のことを話して、それを仲間に聞いてもらうという時間です。そうすると、お互いのことがよくわかるようになります。何に困っていて、どのように助けたらいいのかとか。だから私たちは、お互いがメンターなのです」

さらに続けて、

「オープンダイアローグが、相談者たちにどう役に立っているのかわからないときもあります。ただ対話しているだけですから。相談者たちによかったと思う点を調査したとき、『スタッフ同士の仲がよさそう』というのがありました」

と話してくれた。

対話の場を開くにあたって、対話の開催者は対話とはどういうものなのかを理解していなければならないし、開催者同士で日頃から対話がなされていなければ、対話が起こるはずがない。

さらに、そのプログラムでは、自分自身のことを知るトレーニングも行うのだという。自分自身との対話ができてこそ、はじめて対話の実践者になることができる。

ケロプダス病院が用意してくれたプログラムに参加する中で、とても印象的だった言葉がある。

「あなたは誰なの？」

自分自身が誰なのか、それがわからなければ対話の場で、困難を抱えた人たちと対話の場を持つことはできない。ケロプダス病院のスタッフたちは、それぞれ自分の話を仲間に3年以上かけて聞いてもらい、仲間に理解され、理解されることを通して自分自身を理解し、同じように仲間を理解するというプロセスを経験している。それは、スタッフ個々の人生を助けるものにもなる。ケロプダス病院には、このプロセスを経た人たちが100人近くいる。

スタッフルームには、スタッフそれぞれの紹介文が貼ってあった。そして、文章の上のほうには、ムーミンのキャラクターの誰に似ているかみたいなことが書かれていた。スタッフ同士、それくらい仲がいい。

隔離拘束室

ケロプダス病院では、オープンダイアローグの実践を開始してから入院病床が激減している。160床あったベッドは20床程度にまで減っていて、見学をした日はそのほとんどが空いていた。

入院しなければならない状況になる前に、その人のいる場所で対話の場を作る。そして、それを繰り返すことによって、精神病状があるからといって学校や職場を去る必要はなくなった。

それまでの精神医療は、困難を抱えた人をその人がいる場所（家庭、学校、職場など）から切り離して、管理された場所（病院や施設など）で治療を行い、治ったと判断したら元の場所に戻ることを許可するというものだった。これだと、管理された場所では治ったように見えても、元の場所に戻るとすぐに病状が悪くなることも少なくなかった。それは、本人が精神状態を崩した背景がそのままだからだ。

オープンダイアローグでは、困難を抱えた人がいるその場所で、その人に関わる人たちと一緒に対話する。その場で起こった困難は、その人だけが原因なのではない。その人を取り巻く環境、人間との関係性が影響している。だからその人に関係する人と一緒に、その場で対話する。

また、ここでは、

「入院したとしても、途中で家に帰ることは自由です。どちらかといえば、家にいると不安だったり、行き詰まったりするときに、休息するための場所として存在しています」

とスタッフは話す。レスパイト（休息）のための場所でもあるから、本当に自由に過ごすことができる。入院するというより、外泊先にスタッフがいるという感じだ。

それに入院すると、毎日でも対話の場を持つことができる。

精神科というと隔離拘束をする部屋があるものだが、それはケロプダス病院にもあった。だが、スタッフの一人は、

「この部屋が使われることはほとんどありません」

と言う。どういう人が利用するのかとたずねると、

「この何もない部屋にいたほうが落ち着くこともあるので」

と語った。身体拘束をするのはどういうときか聞くと、

「滅多にありません。アルコールや薬物の離脱症状で点滴をするためにどうしても押

さえなきゃいけないときがあったかどうか。そういうときは、傍に看護師がずっと付き添います。長くて1時間くらいです。最後に身体拘束があったのがいつだったか覚えていません」

日本では、何日も身体拘束することがある。その間、ほとんどの時間、その人は身体拘束されたまま、隔離部屋に一人で過ごす。

リフレクティング体験

その日のプログラムである講義と病棟見学が終わったところで、再び研修棟に戻った。スタッフたちが、

「このあとどうしましょうか、何か質問などありますか？　話したいことはありませんか？」

と聞いてくれた。

その場にいたメンバーがいくつか質問したあと、スタッフから「リフレクティング」というのをやってみましょうと提案があった。

リフレクティングは、「話すことと聞くことを分けて、それらを丁寧に重ねるため

の工夫」と説明される。誰かが話しているとき、聞いている人は聞くことに徹する。何と答えようかとか、次に何を話そうかとか、考えながら聞くのではなく、ただ聞く。話す人も、自分が話しているときに誰かに遮られたりしないことを知り、安心して話したいことを話す。そのように話すことと聞くことを分けると、自然な会話が生まれてくる。そして、その分け方は無数にある。

この日、私たちは3つのグループに分けられた。まず、1つ目のグループが輪になって、そのときに思っていることを20分ほど話す。その話が終わったところで、今度は、輪の外で話を聞いていた別のグループの人たちが、もう一つの輪を作って話をする。1つ目のグループの影響を受けながら自分たちの思いを話し、そのあと、続いて3つ目のグループも同じように輪になって話をした。話す人と聞く人が構造的に分けられ、他者の会話を聞くことで自分たちの会話が促進され、自分たちの会話もまた他者の会話を促進した。

ただ、これだけのことだったのだが、この体験は、私の中でオープンダイアローグの可能性を大きく広げてくれた。話すことと聞くことを分けることで、対話が促進される。このシンプルな仕掛けは、無限に応用可能だ。

クライアントたちの話

ケロプダス病院のプログラムを受けたあと、私たちはその地域の人たちの話を聞く機会を得た。

訪問先の一つは、障害を持つ人たちが働く場所で、そこには、個人個人に合った多様な仕事が用意されていた。

そこの人たちの中には、ケロプダス病院に通っている人たちが複数いた。薬を飲んでいる人はとても少ないので、頻繁に通う人はほとんどいないという。かれらは、

「話したいときに行きます」

と話していた。ケロプダス病院の見学に来たんだと伝えると、

「なんてすばらしいことだ」

と喜んでくれる人もいた。そのうちの一人は、ケロプダス病院についてこう話してくれた。

「あそこはいい。私は長くうつ病を患っていますが、前の病院では薬だけでした。今、私は薬を飲んでいません」

彼女は、ケロプダス病院へはたまに行くと話し、
「何かこころの危機があったとき、ケロプダス病院に電話します。そうしたらすぐに会ってくれるのです。私の担当の看護師さんは2名で、その人たちとは何年も付き合いがあります。今はめったに行かないけれど、苦しいときにはいつでも会える、というのは嬉しいことです」

そしてさらに、
「お医者さんは代わります。でも看護師さんたちはずっといてくれます。最初のときに自分の話をして、そのあと数年行かず、何年かぶりに苦しくなって話をしに行ったとき、担当者が同じというのは本当に助かります。昔のことを長く話さないでいいし、私のことを知ってくれている。私は今のつらさを話したいけれど、担当者が違えばまた初めから話さなきゃいけないでしょ」

彼女は今、楽しく働いていると話してくれた。

私は日本に帰り、その翌日から診察室の椅子の向きを変えて、輪になって座ることにした。ただそれだけで、診察室は対話室に変わり始めた。

第三章　対話が、なぜこころを癒やすのか

対話実践者になるためのトレーニング

私は、フィンランドから戻ると、自分たちのクリニックでオープンダイアローグに取り組み始めた。最初はとてもぎこちなくて、うまくいかないことも多かった。助けを必要とする人たちの力になるにはどうしたらいいのか。私はその答えを渇望した。

前章で書いたように、私はケロプダス病院を2度訪問し、そのあと、日本で行われた基礎トレーニングを約1年、さらにフィンランドで2年、トレーナーの資格を得るためのトレーニングを受けた。こうしたトレーニングとクリニックでの実践を通して、ようやく私は対話の実践者になるとはどういうことなのかを実感できたように思う。

人と人との間に困難が生じ、それを解消しようとするとき、対話が必要になる。しかしながら、ひどく困難な状況下で、対話するのは簡単ではない。

そんなときでも、対話の場を開くことができる人になるには、どうしたらいいのだろうか。誰でも、対話を開く人になれるのだろうか。ケロプダス病院は、こうした問いに対して、少なくとも3年以上に及ぶ対話実践者になるためのトレーニングが必要だとし、そのためのプログラムを用意している。

2020年2月に、私はこのトレーニングを終えた。振り返ると、トレーニングの内容は、少しずつ自分のことを話し、言葉に耳を傾けてもらい、仲間と対話しながら自分自身と向き合い、自分が自分の理解者になるというものだった。自分自身との対話ができていなければ、他者との対話を開くことなどできない。他者を理解しようとするトレーニングを行うのと同時に、自分を理解すること、それが対話実践者になるための第一歩だった。

このトレーニングの全容を文章で書いていくのは難しい。トレーニングの構造自体はとてもシンプルで、そのやり方を簡単にまとめることもできるのだが、その中身やプロセスは極めて個別的なもので、トレーニングの様子を客観的に書いたものを読んでも、実践の役には立たないだろう。そこで、この章では、私がトレーニングをどう受けたか、その体験をシェアしていこうと思う。それはきっと、対話実践者になるとはどういうことなのか、そして、オープンダイアローグとはいったい何なのか、そのエッセンスを表現するものになると思う。

対話が、どのようにして人を癒やすのか

この章には、もう一つ目的がある。困難を抱える人たちにとって、オープンダイアローグによる対話はどういう意味を持つのか、その対話によってどのようなことが起こるのかを紹介することである。それを、表面的な説明で終わらせるのではなく、深い部分まで掘り下げて書いていきたいと思っている。

オープンダイアローグのトレーニングは、自分自身がクライアントとなって、オープンダイアローグのセラピストたちと対話するという、オープンダイアローグによるトリートメントそのものだった。

だから、ここでは、私がクライアントとして何を話し、どう感じ、どのように変化していったのかを詳細に書いていく。その内容はとても個別的なものだが、個別のプロセスこそをオープンダイアローグは大切にするから、私の事例によって、そうしたことを伝えられればと思う。

自分のことを話すセッション

２０１７年の春、１年目の基礎トレーニングが日本で始まった。私はこの頃まだ、理論武装をして、病に闘いを挑む専門家の一人だったと思う。ところに分厚い鎧をまとっていた。

その鎧は、３年のトレーニングを経ていらなくなった。私のところに長く通ってくれているある人の言葉が、当時の状況をよく言い表している。

「先生は変わったね。昔はロボットみたいだった」

私はＡＩのように、正しい方法を見つけることで、人を助けようとしていたのかもしれない。医学を必死に学ぶほど、私の脳は「標準化」されて、私の言葉は技法のようになっていたと思う。

トレーニングは、自分のことを話すことから始まった。何か役に立つ技法や技術を身に着けたいと意気込んでいた私は、狼狽《ろうばい》した。そして、トレーニングを開始してすぐに、私は自分のことを話すのが苦手だと気づく。

診察室でも、私は相談者たちから悩みを聞いていたが、自分の話をすることは滅多になかった。それは、そういう役割だからというだけでなく、自分のことを話すとはどういうことなのか、わかっていなかったからだ。自分ができないのに、他の人のために、話したいことを話す場など作れるはずがなかった。

トレーニングはフィンランド人の講師2名によって行われ、日本の医療や福祉などの専門職40人が参加した。約1年の間に、2日半のプログラムを8回繰り返す。その間、たくさんの宿題がある。

その過程で、私は、自分のことを話すのはとても怖いことだと気づいていった。全力で自分のこころの中のことを話したあとに、それを評価されたり批評されたりしたらひどく傷ついてしまう。これまでの人生を否定されたのと同じ気持ちになる。自分のことを話すのは恥ずかしいと感じることもあるので、話すにはとても勇気がいる。その勇気を台無しにする聞き方があるのも体感した。話すことも聞くことも、本当にエネルギーが必要だった。私は自分のことを話したあとは、いつもひどく疲弊した。

しかし、このトレーニングの間、同じ参加者である仲間たちは、私の話をただ黙って聞いてくれた。罪深いことをしてしまったと思っていたことや恥ずかしくてこれまで話せなかったことも、すべて受け入れてくれた。ありのままの自分が他の人に受け入れられることによって、私は自分自身を受け入れられるようになっていったと思う。

実際の診療も変わった。ある日、私が訪問診療を行っていたとき、その家をあと5分で出なければならないところで、その人が過去の苦悩を話し始めたことがあった。それまでの30分、雑談を交えながら話すことで場が温まっていた。その人も残りの時間を気にしてためらっていたのだけど、その人はこころの中のことをどうしても話さざるを得なくなっていた。過去のつらい体験と、それによる苦悩を話し始めた。

以前の私だったら、残り時間を気にして話に集中できないか、他の人に話してほしいと思ったかもしれない。しかしこのときは、大事な時間がやってきてくれたことを祝福したい気持ちになった。私たちは、じっくりと話を聞くために椅子に座りなおし、その人が時間を気にして言葉を止めようとしたときは、もっと話してほしいと伝えることができた。こんな大事なことが、それまではできなかったのだ。

初回のトレーニングは6日間行われた。このとき、何をして何を話したか、ほとんど記憶に残っていない。私は自分の思っていることを、どう言葉にしたらよいのか、その難しさを実感していた。

自分の言葉に耳を傾けてもらい、相手の言葉に耳を傾けた。トレーニングは、自分に癒やしと痛みの両方をもたらしながら進んでいった。話が聞かれるということの衝撃がどれほどのものなのか、頭だけでなく全身で理解するためには、私にはこのような体験が必要だった。

この6日間のプログラムはとてもよい経験だったが、当初求めていたような、技術を身に付けたり知識を増やしたりというものではなかったから、私は何か物足りなさも覚えていた。

私が、このプロセスがとても大事だとわかるのは、少し先のことになる。

価値のセッション

私の気持ちが少し開き始めたのは、あるテーマについて話し、それを聞いてもらい、聞いたことについてどう思ったか、リフレクティングのスタイルで話されるのを聞く、という体験をしたあとだった。このときのリフレクティングは、話を聞いた人たちが輪になって、聞いてどう思ったり感じたりしたのかを、話し手の傍で話すというものだった。話し手は、輪の中で話されることを聞くことも聞かないこともでき

リフレクティングの例

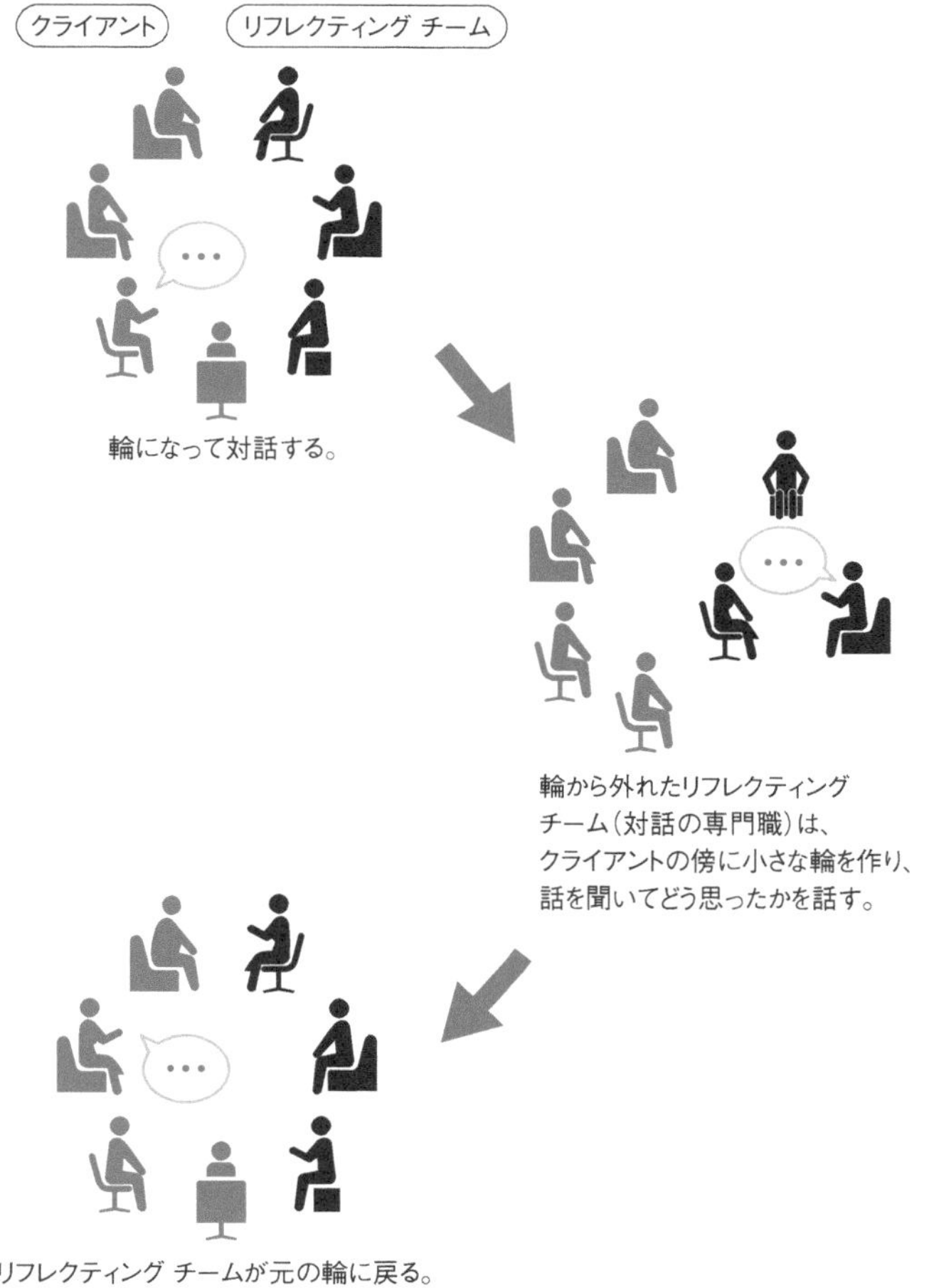
クライアント
リフレクティング チーム
輪になって対話する。
輪から外れたリフレクティング
チーム（対話の専門職）は、
クライアントの傍に小さな輪を作り、
話を聞いてどう思ったかを話す。

リフレクティング チームが元の輪に戻る。
クライアントに、リフレクティング チームの話を聞いて感じたこと、
話したくなったことを、また、話してもらう。

る。この形は、ケロプダス病院でよく実践される。

そのときのテーマは「価値」だった。価値があると思うのはどんなことか、人生や仕事において価値を置いているのは何か。

ところで、このセッションは、職場の仲間同士で行うと大きな助けになると思う。私も仲間と、このセッションを何度か行った。スタッフの一人ひとりが何に価値を置いているか、何を大事にしているのかを知ることは、その後の関係性によい影響を与えてくれた。

「少しでも早く家に帰りたい」「患者さんを待たせたくないと思っている」「自由に生きたい」「もっとみんなと対話の時間を持ちたい」「残業なしの組織にしたい」……。

それぞれにそういう思いがあっても共有されていなければ、うまくいかないとき相手に「何でそうするのか?」「なぜやってくれないのか?」などと不信感が生じてしまう。自分が大事に思っていることを、なぜ相手は理解してくれないのかとぶつかってしまう。

こうしたとき、対話ができれば問題は解消すると思われるが、それ以前に対話の習慣がなければ、相手にその理由を聞かず自分も自分の理由を話さず、さらに会話がなくなってしまうかもしれない。

しかし、それぞれの大事にしていること、価値を置いているものを共有できていたら、「ああ彼は、それが大事だからああした行動をとったのに違いない」と思えたり、仮に失敗しても、悪気があってやったり、やる気がなくてやらなかったのではなくて、別の価値を大切にしたゆえのズレだったと肯定的に感じやすくなる。

価値のセッションは、誤解を取り除き、理解しあうことを助けてくれる。

トレーニングの中で行われたこの価値のセッションは、自分の人生につながるものでもあった。自分が何を大切にしていて、どうして働いているのか。今考えると、そんなことさえ人に話していなかった。自分の気持ちを隠したままで、職場によいチームを作れるはずがない。

トレーニングでは、一人ひとりの話す時間がたっぷり用意されていた。ゆっくりと長い時間話す。沈黙の時間もあるが、それも大切にされる。何か情報を話すのではなく、自分の気持ちを話す。自分の気持ちを話すためには、ゆったりとした時間が必要だった。それは自分のための時間であり、私のための時間を作ってもらえることに、心の底から感謝の気持ちが湧いた。

傷ついたセラピスト

話を聞く専門職は、他人の相談を聞くことには慣れているが、自分の話を聞いてもらう機会は、実はほとんどないかもしれない。だから、自分が何を大切に思っているかを話すことは、自身の感情を揺さぶった。

「どうして私は働いているのか。なぜこの仕事をしているのか……」

それは、自分の人生と密接に関係している。参加者の何名かは、話すことによって涙を流していた。そのうちの一人が、終わりの時間に、「傷ついたセラピスト」という言葉を紹介してくれた。話を聞く専門職たちは、この仕事に就く前、そしてこの仕事を始めてから、こころが傷ついていた。苦しいときを経験したからこそ、セラピストという役割に辿り着いたのかもしれない。さらに、悩む患者さんを前に、何もできないという苦しみ。そうしたことを隠しながら、その傷を覆いながら、「専門職の鎧」を着て相談者の話を聞いていた。

相談者の苦悩を聞くことは、自分のこころを震わせる。それに耐えられないから、鎧をまとい、自分を守ろうとする。しかし鎧は、自分のことを話したり、相手と対話することを難しくする。

このトレーニングでは、自分が鎧を着ていることを知り、鎧を脱ぎ、その下の傷を露わにして、自分が傷ついていることを話す。傷はとても痛むものだ。そこに触れられたら、感情は大きく揺さぶられる。涙を流すかもしれないし、怒ってしまうかもしれない。

だから、その傷は癒やさなければならない。傷ついたまま鎧を脱いだら、話を聞くうちに感情が大きく揺さぶられて、自分がひどく傷つくか、反対に話した人を深く傷つけてしまうかもしれない。

価値や、大切にしているものを話す体験は、私にとって自分の傷を癒やす最初の作業になった。

講演から逃げてしまった

私は、人前で話すことは苦手ではなかった。年に100回くらい講演をしたこともあったのだが、この価値のセッションを体験して以降、話そうとすると唇や頬が震え、足腰に力が入らず、立っているのも苦しい状態になった。私はどうして自分がそうなったのか、わからなかった。100名以上いる会場で、聴衆の前から隠れ、マイクを使って声だけ流したこともある。

もし、この状態で精神科に行ったら、不安障害とか社会恐怖とか視線恐怖とか、何らかの診断がついて薬をもらうことになっていたと思う。そして、人前で話せるようになる練習をすることになっていただろう。しかしそれは、傷をそのままにして、再び鎧を着るということだ。

私は自分自身と向き合い、自分の傷を理解して、鎧を脱いだままで自分の人生を進められるようにならなければならなかった。

家族について話すセッション

価値のセッションが終わると、次は、自分の家族について話すというテーマが与えられた。それは、私にとってもっとも触れられたくない事柄だった。

講師たちは、

「話せる範囲でいいです」

と言ってくれていたし、話す量を調整する力が専門職には求められていた。だから私は、少しずつ話すことにしようと思っていたのだが、ほんの少しこころの扉を開くと、開いた傷から感情が一気に言葉になって溢れ出た。少しだけ話すなんて、できるはずがなかった。話すか話さないか、そのどちらかしかなかった。

私がケロプダス病院に行ったとき、スタッフの一人がこう話してくれた。

「誰もが、自分の人生の中で、こころに傷を持っています」

人生には出会いと別れがある。人と関わる中で、とても大きな傷を負う人たちもいる。

自分の話をするというトレーニングでは、どうしても自分自身のこころの傷に触れることになる。自分の家族の話をするとき、たいていの人は目に涙を浮かべた。私は最初に家族の話をしたとき、涙を流し深く嗚咽した。もう二度と会うことのない両親のこと。それまでの私は、もう大人だし精神科医になったのだから、家族のことや傷ついた体験など、自分のことを他人に話すものではないと思っていたのだと思う。過去を乗り越えて今がある。私は未来に向かっている。そう考えていた。だから私は、自分が嗚咽していることに驚いた。私は、過去に蓋をしていただけだった。私は仲間たちに身をゆだねて涙し、自分で立つことができるようになるまで支えてもらった。

そして、私は仲間の話を聞き、同じように涙した。私が体験したように、仲間にもそうしてあげたいと思った。あなたに支えが必要なときは、いつでもちゃんと支える。だから安心して、その傷を話してほしいと願った。

家族ができた

私が誰かと家族を持つなど、とても考えられないことだった。鎧をまとい、自分を他人に見せることができない私には、とうてい無理な話だった。しかし、日本での基礎トレーニングを終えた年、私に家族ができた。鎧を脱いでも大丈夫な人と出会えたからだと思う。この原稿を書く現在は、1歳9ヵ月の子どももいる。生きることが下手でしかたなかった私が、少しはましになってきたように感じている。

とはいえ、家を出ると、鎧を脱いだ私はいつも全身が震え、自分を支えるものを見失って、一時は生きるのさえつらくなっていた。

その頃、フィンランドで2年間のトレーニングコースがあると聞いた私は、すぐにそれに飛びつきたくなった。新しい武器と鎧がそこにあると思ったからだろう。裸になった私は、そのままで生きることや仕事を続けることにまだ自信がなかった。

しかし、また一方で、私のような者が、トレーニングに行っていいはずがないとも考えていた。

ところがこのとき、私のことを理解する仲間たちが私の背中を押してくれた。

最初の宿題

2018年5月、私はフィンランドにいた。2年の間に、1回1週間、全8回ほど通ってトレーニングを受ける。その間にはたくさんの課題がある。卒業できれば、オープンダイアローグのトレーナーの資格が得られる。そういうプログラムだ。そのときは、世界8ヵ国から、40代を中心に30代から60代までの18名が参加していた。女性が10名で、男性は8名。日本からは、私を含めて3名だった。

最初の宿題は、自分の人生に関わる大切なものを持ってくるというものだった。しかし私は、それをすぐには思いつかなかった。あとで、その理由に気づく。私は過去に触れたくなかったのだ。大切なものというのは、すべて過去とつながっている。大切な過去があるから、それが大切なものになる。

私は、何を持っていけばいいかわからないまま、フィンランドに向かおうとしていた。この直前に家族を持ったというのは、少し前に書いた。だが、私はまだ、家族になるということがどういうことなのか、よくわかっていなかったと思う。その私に、妻は、フィンランドに出かけるとき「家族」をしてくれた。

それはこういうことだ。妻は、自分が大切にしているビタミン剤を、出発間際に無理やり私に持たせたのだ。妻はビタミン剤にはまっていた。私はそういうものは嫌いだったから持っていかないと言ったのだが、私がなんと言おうと渡そうとした。時間切れになって私が折れたのだが、私はこのときのやりとりに、家族っぽさを感じていた。

トレーニングの初日、私はそのビタミン剤の入った容器を持って話すことにした。

大切なものを持ち寄って、お互いに話すという時間が始まった。その大切なものについて話をし、聞いたことについてリフレクティングのスタイルで話をしてもらって、そしてまた話す。ゆったりとした時間だった。私の番になったとき、私は最初に、

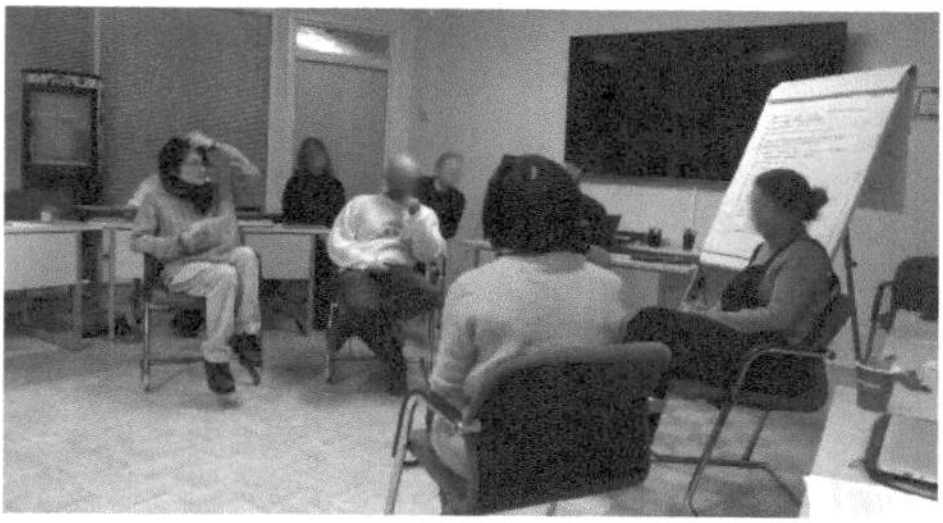

リフレクティングのトレーニングの様子。左端が筆者。

「私は家の中に、大切だと思うものを見つけることができなかった」

と話した。そしてビタミン剤の容器を、真ん中にあった低いテーブルの上に置く。仲間たちは怪訝そうにして、反応できないでいた。

「このビタミン剤は、妻が無理やり持たせたものだ」

どうしてこれが大切なのか、そのときまだ、私の中では言葉になっていなかったから、私は自分のこころの中を探りながら、容器だけを見つめてゆっくりと話していった。

「私は、このビタミン剤を持っていくことを断ったん

話しながら、私は気づく。

「断ったのに持たされた。だけど、それは嫌な気持ちではなかった。私の意見が採用されたわけでも、尊重されたわけでもなかったのだけど」

実際、私の意見は無視されたようなものだった。

「妻は、私の意見を聞かずに自分の思いを私に押し付けた」

少しの間が空いた。沈黙の時間。私は自分の中の気持ちを捉えようとした。

「私は家族との縁が薄かった。なので、家族というものがよくわかっていないのかもしれない。私は家族を、このビタミン剤に感じたのだと思う」

妻は、私のことを自分のことのように心配した。妻と私との間の境界はとても低く、妻は容易にその境界を越えて私の側に侵入してきた。私は、無防備でいられることが、とても心地よかったのだ。

「私は、こんな体験をした記憶がほとんどないんだ。だから、家族というものを感じて嬉しかったんだと思う」

私が顔を上げると、仲間たちは私を祝福してくれた。そして、そのことによって、私も私自身を祝福することができた。

今この瞬間にも、大切なものを生むことはできるのだ。私は人生のプロセスを、このとき一つ進めることができた。

プロセスに依拠しなさい

トレーニングを支えるトレーナーの一人が、

「Rely on process（プロセスに依拠しなさい）」

という言葉を教えてくれた。

トレーニングで私の話を聞いた人は、もしかすると、もっとこうしたらいいのにとか、それをしてもしかたがないよとか、今頃そんなことに気づいたのか、そんな当たり前のことを知らなかったのか、といった否定的なことを思ったり、もっとよい方法を教えたくなったりするかもしれない。

けれどもオープンダイアローグのトレーナーやトレーニーたちは、私のことを理解しようとはしたが、私のプロセスを阻害するようなことはしなかった。私は、自分の気づきのプロセスや、その速度について、誰にも口を挟まれることなく、自分のペー

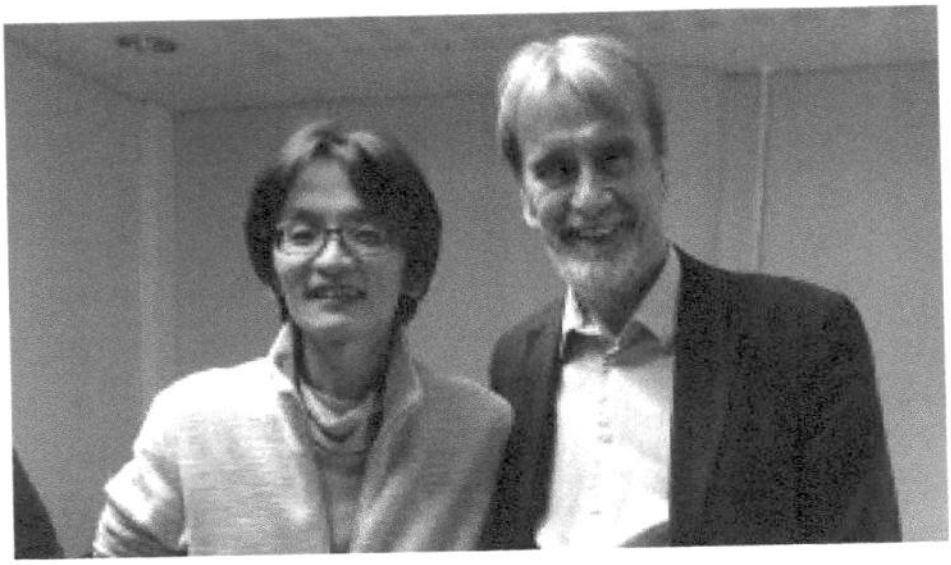

オープンダイアローグの創始者ヤーコ・セイックラ氏（右）と筆者。

スで進めることができた。かれらは私に変容を求めることなく、ただ一緒に同じ方向を向いて歩んでくれた。

子どもが生まれたとき、私はヤーコ・セイックラ氏に、

「子どもが生まれたんだ。どんなふうにしていったらいいか、何かアドバイスをくれないか？」

と聞いてみた。セイックラ氏は驚いた表情で答えた。

「何を言ってるんだ。君の大切なプロセスを、僕が奪うことなんてできないよ」

それは、私にとって最高の言葉だった。

ルーツのセッション

2年にわたるトレーニングの間、ずっと話すことを求め続けられたテーマに、自分のルーツがある。

ある日、私に、自分のルーツについて話すための115分が与えられた。私にその時間をくれた、5人の仲間と1名のトレーナーに、今もこころから感謝している。

何世代か前から自分の家族までの家系図を作って、ファミリーオブオリジン（原家族）について話すというセッションで、家系図を作るには、家族や親族と話すことが必要だった。

しかし私には、すでに両親がいなかった。父親の親族は台湾に住んでいたが、私は台湾語を話すことができない。母親は私が21歳のときに亡くなっており、生前、母親の親族と会うことは許されていなかったから、縁がほとんどなかった。

私は、家系図を完成させられないまま、本番を迎えた。

「私は、情報を得ることができなかった」

そう話し始めた。原家族に関するプログラムにおいて、それでは参加資格がないと思ったのだが、すぐに、家系図を完成させることが目的ではないことに気づく。

私は、どうして家系図を完成させられなかったのかを話すことにした。

家族の名前と、それぞれの年齢または亡くなった年齢を書いたカードのようなものを用意して、それらを少し重ねながら、私は自分のルーツについて説明を始めた。

「私の家族は4人でした」

父、母、私、妹。

「4人でいた頃の記憶は、あまりはっきりしません」

私は18歳で家族の外に出た。東京から離れた大学に行ったからだ。大学は父親が決めた。自分が行きたいと思う場所ではなかったし、そもそもその頃、自分の意思というものはなかった。意思を持たないことが、もっとも安全な生き方だった。

私は、家系図に置かれた4枚のカードを、3枚と1枚にする。1枚は私。私の記憶は、そこから鮮明になる。

母と妹は父の支配の中にいた。私はその2枚を置いて逃げたのだと、家系図の話をしながら思った。それからずっと、何かから逃げる人生だったのかもしれない。

1994年9月、母が亡くなった。がんだった。最期のとき、私は母に会えなかった。

１９９５年1月17日、阪神淡路大震災が発生する。私の人生は、それ以降ずっとボランティア活動とともにある。２００２年12月からは、ホームレス状態にある人たちの支援活動に参加し始めた。その意味を、原家族というものを通して考えることになった。

振り返ってみると、

「人のために生きなさい」

という、両親からいつも聞かされていた言葉の影響があったように思う。私は、こうした活動が、もしかしたら家族との絆の回復につながるのでは、と期待していたのかもしれない。

私は仲間に、自分のルーツを話しながらそう気づいた。

未完成の家系図は、私の中に、家族の記憶を次々と呼び起こした。

２００５年のある日、ホームレス状態の人たちに関するシンポジウムが東京であり、私はその受付を手伝うことになっていた。登壇者の名簿を眺めているうち、幼少期に出会ったことのある名前を見つける。私は動揺して、もはや講演の中身は頭に入らず、ひたすらその名前を過去の記憶の中に探した。

思い出せないまま、もし違ったらどうしようか、もしそうだったらどうしようかと逡巡しながら、講演を終えて帰路につくその人に、

「あの、こんにちは」

と声をかけた。時が止まったように思えた。その人は、母の弟だった。

「ああ、そうか、そうか」

叔父はやさしい眼差しで、ただそう繰り返した。最後に会ってから、20年以上の時が過ぎていた。叔父の記憶はほとんどなかったのだが、母が愛していた弟であることは知っていた。母の面影があった。空虚で孤独な私のこころに、何かが埋まっていった。

翌年、今度は祖父に会う機会がやってきた。母の父親は、権力と闘う弁護士だったと聞いている。昔、母がこっそり見せてくれた新聞記事に、祖父のことが書かれていた。私は、祖父が亡くなる直前に、入院していた病院に行くことができた。身体に触

れて少しだけ介助した。母の愛したその人が、私のことを認識してくれたかどうかはわからなかったが、私は祖父を肌で感じた。

2016年、父親が死んだ。その前から、父の支配にとうとう耐えられなくなり、私は電話を着信拒否にしていた。関係を修復しようと近くに寄っていくのだが、近づけば近づくほど、父からの求めは強くなり、その要求から少しでも外れると激しい感情が寄せられた。数時間も罵倒され続けたある夜、私はもう無理だと思い電話を止めた。

それから3年、音信不通のまま、父は死んだ。部屋に一人で。死んでから7日間は身体をそのままにしておいてほしいという願いがあったと、あとで知ったのだが、偶然にも父を発見したのは死後7日目だった。その遺体を見て、私はここまでしなければならなかったのかと頽《くずお》れた。

父親の葬儀のあと、母方の親族たちと会った。母の実家に行き、母の子どもの頃の話を聞いた。一緒に寿司を食べ、叔父がギターをつま弾くのを聴きながら、昔の写真をたくさん見た。みんな、やさしく笑っていた。

私から見た母は、ただ黙って耐え忍ぶ人だった。父の支配の中で、その支配に従いつつも、私を愛してくれていたと思う。

その母が住んでいた場所。

母はとても元気で、天真爛漫で、いたずらっ子で、自分の思いにまっすぐで、華やかで、とてもモテたという。舞台にも出ていた女優だった。私の知っている、小さくなっておびえていた母とは別人だった。

私は、それらの話を聞けば聞くほど、自分の弱さを呪った。

「自由にしてあげられなくてごめんなさい」

私は母を守ることができたはずなのに、母を置いて出て行ってしまった。

父方の親族とも会いに、私は妹と台湾に行った。父の親族たちは驚くほどやさしかった。父の故郷は台湾西南部にある台南市というところで、父の4人の兄弟とその子どもたち、そしてよく知らないたくさんの人たちと、3日間毎日、夕ご飯を食べた。日中はだらだらと従妹たちと過ごし、夜は腹いっぱい食べる。言葉はわからなかったが、かれらの気遣いをたくさん感じながら過ごした。このような人たちに囲まれて育ったというのに、なぜ父親はあんな支配的な人になったのかが気になった。何かがあったのだと思うのだが、まだその理由は聞けていない。

私は、自分の家族の名前を書いたカードを移動させて、出会いと別れが見えるようにしながら説明していった。

そして私は、再び母の話を始めた。大きな負荷のかかることだったが、私はそれまで誰にも言えなかったことを話すと決めていた。

「私の母の最後の言葉があります」

私は涙で声をくもらせた。

「あなたは、やさしくない」

それが、私が記憶している母の最後の言葉だった。本当は他にも聞いていたのだと思うが、その言葉がいちばん強く、私の中に残っていた。

母が亡くなる1週間前、意識のある母に会った最後の日、私は母のベッドの傍にいた。そのときも、父は母に暴力的な言葉を浴びせ続けていた。私は思わず、小さな声

で、

「うるさいよ」

と言った。私は少し期待していたのかもしれない。少しはわかってくれるのではないかと。

でも、それは、火に油を注いだだけだった。

私は、その頃、遠くに住んでいたから、毎週日曜日だけ病院に通っていた。本当は土曜日の夜に来て、1泊して帰ることもできたのだが、そして実際、最初の頃はそうしていたのだが、父親から逃れたくて、そしてまだ母が死ぬことを知らなくて、徐々に日帰りするようになっていた。私は、母ががんだとは知らされておらず、大きな病気ではないと聞かされていた。

父親が怒りを爆発させた次の日曜日、私は母のところへ行かなかった。その週に、母は亡くなった。

私が来なかった日曜日、母は何を思っていただろうか。21歳になったばかりのこのときの後悔は、その後の私を刹那的にし、自分の命を大切にすることを許さなかった。それが私に、自分の命を試すような人生を歩ませたのだと思う。

私は、このことを仲間たちに語った。そして仲間たちは、リフレクティングのスタイルで、私が話したことについてどう感じたのかを言葉にしてくれた。私は、こころの中が感情で溢れかえっていたから、そのときに何を言われたか覚えていないけれども、仲間たちがただただ私を承認してくれたその気持ちを覚えている。

長い一日が終わった。

この原稿を書いている今、思い出したことがある。母の最後の言葉である。

父の怒りに油を注いでしまったあとで、母は、私に言った。

「もう帰りなさい」

母は守ってくれていたのだ。

私は、長い間、母の最後の言葉は「やさしくない」だと思っていたが、仲間たちに話したあとで、その言葉が最後ではないことを思い出していた。そして、この原稿を書いた今日、母の最後の言葉を思い出した。

原家族に関するプログラム

仲間たちも、それぞれ自分のルーツを話した。原家族に関するプログラムは、家系図を使ったセッションのあとも数回続いた。

家族との会話をビデオに撮って、それを仲間と観て対話したり、家族に手紙を書き、その返事を読んで仲間と話したり、そうしたトレーニングが続いた。そして最後は、原家族について話すことを通じて、これから自分がどうなりたいかを、自分の友人など大切に思っている人たちと話し、それを録画したものを仲間たちに観せて、リフレクティングによる対話をするという課題だった。

みんな、それぞれプロセスは違った。仲間たちも自分の痛みを話した。

妹と話す

私は、初めて母の最後の言葉を人に話したあとも、原家族についてのトレーニングを進めた。

私は、少し遠くに住む妹のところへ話を聞きに行った。そこで気づいたのは、私は妹の話を聞いたことがなかったということだ。おそらく私は、過去のことに触れたくなかったのだと思う。雑談はしても、深い話をしたことはなかった。

本当は、2人の会話をビデオに録るという課題だったのだが、妹は話したくないと言った。私は妹のこころの傷の大きさを感じ、すぐに課題の話をやめた。雑談をして帰るとき、妹は駅まで送ってくれた。

改札に向かいながら、妹は母の話を始めた。最初は表面的なことだったが、しだいに話は深いところに入っていった。私の知っている母と、妹の知る母は少し違う面があった。改札の前で立ったまま、何時間もの間、私はこころを震わせながら、しかし静かにただ耳を傾けた。その時間は永久に続くようにも、一瞬で流れたようにも感じた。

私は、それまで、人の痛みに向き合うことができていなかったように思う。目の前の人が自分の過去を話し、蓋が開いてその傷が露わになると、私はひどく動揺し、自分ではどうにもできない、トラウマケアの訓練を受けたような専門家でないと話を聞くことはできないと思い、話を深めないようにしていた。

しかし、私は蓋が開いても大丈夫なことを知った。安全な場所で蓋を開いて、話をすることによって祝福してもらえた。だから同じように、話を聞くことができる。もちろん閉じてある蓋を、無理やり開けることはできない。その人が蓋を開けて話してもいい、話したいと思ったときに、私はその場に留まることができるようになった。

私は妹の話を聞きたいと思った。それはお互いの人生にとって、本当に大切な時間になった。

子どもの頃のことを話すセッション

母のことを話した日から、すぐにすべてが回復したわけではなかった。私はまだ何かにおびえている状態で、傷が完全に癒えてはいなかったと思う。

あの日から半年が過ぎた頃、幼少期の自分の話をするというセッションがあった。まだ私は、子どもの頃の記憶を十分には思い出せていなかった。過去のことを考えると、つらかった記憶しか出てこなかった。

しかしその日は、開いた扉から別のものが飛び出してきた。

私たち6人は、それぞれ自分の幼少期の写真を持って、輪になって座った。話すテーマは、子どもの頃の気持ちについて。嬉しかったこと、楽しかったこと、怒っていたことなど、なんでもいい。

私は5人に向かって、子どもの頃の写真を見せながら、

「あまり記憶がないんだ」

と話した。これまで対話を繰り返してきた仲間だから、そんなことを言ってもすぐに理解してくれる。そのうちの一人、仲間のイタリア人がおもむろにたずねてくれた。

「ところで、すいめい。君は、子どもの頃、どんな遊びをしていたんだい?」

それを聞いた途端、私の混沌とした記憶の中から、遊びの記憶だけが鮮明になった。

「ああ、そうだ。いつも、妹と遊んでいたんだ。ロボット人形とか、ミニカーとか使っていた。いつも自分がいい役で、妹は悪い役。最後は正義が勝つんだ。妹に悪いことしたな……」

私が話している間、仲間たちは笑ってくれて、そして私は、自分の過去にも楽しいことがあったのを思い出した。鳩に餌をあげたり、チャンバラしたり、遊園地に行ったり、探検したりしていた記憶。私の幼少期は豊かだったのだ。

私の上に乗っていた大きな重しが外れたようで、私の気持ちは本当に久しぶりに軽くなっていた。

I forgive me

2日間にわたる幼少期、青年期についてのセッションが終わる日の午後、私たち18人は輪になって座っていた。この2日間、様々な道具や身体を使って、私たちは自分自身の過去や現在と対話した。ある本を読む課題もあった。その本は、脳科学と青年期に関するもので、要約すると次のようになる。

「青年期というのは衝動の塊だ。それを抑えるのは容易ではない。好奇心が旺盛で、それはよいことでもあるし危険を伴うものでもある。好奇心が強くなれば、どんな危険にも身を晒すだろう。車に乗れば容易に交通違反を犯す。一方で抑制が強くなりすぎれば、何もできなくなってしまうかもしれない。青年たちは、まだその調整をやったことがない。経験がないのだ。そして青年期の脳というのはまだ発達の途中で、外の世界に向かう力が強いから、放っておけば危険なことを選択してしまう。その調整を手伝うのは大人の仕事だ」

私は、過去に自分が犯した様々な過ちを恥じていた。そして何よりも、母に「あなたはやさしくない」と言わせてしまったことが許せなかった。最後の日曜日に、私は母に会いに行かなかった。そのときの母の気持ちを思うと、私は私のことを許せないでいた。

本には、片方の手のひらを胸に、もう片方の手のひらを下腹部に置きなさいとあった。こころが落ち着かないときは、手のひらで心臓の音を感じる。体温を感じる。そのリズムは、こころの平静を思い出させてくれる。

私は手のひらを当てながら、なぜだかわからないが口から言葉が零《こぼ》れた。

「I forgive me」

私は過ちを犯した。けれども、それ以外の選択肢を選べなかったのだ。

「私は私を許します」

小さな声で言った。母を孤独にさせたことは許すことなどできないのだが、許すことができない自分を許さないままに許す。そのままでいい。自分のままでいい。だめなままでいい。力が抜けた。それは3年間のトレーニングの3分の2が終わった、2019年2月のことだった。

それからの私の人生は一変したように思う。

それまでの私は、自分の気持ちを他の人に話すとき、いつも震えるほど緊張していた。他人の顔色を敏感に窺いながら生きてきたから、他の人の目線が自分に向かうのを本能レベルで恐れていて、それゆえ自分のことを話すことができなかったのだと気づく。正体がわかった。

その日以降、人の目が気にならなくなった。自分のことをどう思われようと、自分にはほとんど影響がないのだ。そんな気持ちは、自分の人生で初めてのことだった。

3年間のトレーニングは、おおむねこのようなものだった。

私は、自分が変化していくのを感じるのと同時に、仲間たちの変化にも気づいていた。かれらも、その過去に壮絶なものを抱えていた。

この世界にある様々な理不尽。誰もが避けることのできない大切な人との別れ。そういうものに、私たちはひどく傷つけられている。

そして、このようなつらい体験が限界を越えたとき、精神面の困難に直面することになる。それは人によって、抑うつ状態であったり、幻覚や妄想に結びつくほど苦しいものであるかもしれない。

ヤーコ・セイックラ氏は、

「精神病状、幻覚や妄想などの状態にある人たちの多くが、こころに深い傷を抱えている」

と言う。私もそう感じる。

そんなときは、他の誰かに話を聞いてもらえたらと思う。それだけで、私たちはきっと生きていける。オープンダイアローグは、そのためにある。

第四章　オープンダイアローグによる対話風景

以前の診療とオープンダイアローグによる対話

私の診察風景は、オープンダイアローグ以前と以後で大きく変化した。この章では、オープンダイアローグによってどう変わったか、その例を紹介していきたい。

ここで一つお断りがある。オープンダイアローグによる対話の時間を「診療」と呼ぶことに違和感があるかもしれないが、医師である私が医療制度を利用して対話する場面は診療とした。フィンランドでは、「ネットワークミーティング」「トリートメントミーティング」「ミーティング」と呼び方は様々で、こだわりはないという。

また、本章で示す事例は事実に基づいていますが、クライアントが登場するものはフィクションか、個人を特定できないように変更を加え、筆者の名前以外は仮名としています。

ＩＴ関係の会社に勤める誠二さん（40歳）は、ここ最近気持ちがふさぎ、仕事に行くことができなくなっていた。誠二さんは、妻の美幸さん（35歳）、娘の恵美さん（4歳）、母の加奈子さん（75歳）と4人暮らし。会社の指示で精神科を受診した。

【以前の診療】

森川 はじめまして。森川と申します。どうぞおかけください。

私と誠二さんはやや斜めの位置になるように座り、ご家族は二人の会話を外側で聞いていた。私は問診票を見ながら、そこに書かれている内容を確認する。

森川 4週間くらい前からあまり眠れなくなって、気持ちも落ち込み、会社を休みがちになったということですね。それで会社から精神科に行くようにと。

誠二 はい。

森川 何かきっかけはありましたか？

誠二 ……いろいろあって。

森川 話せそうですか？

誠二 仕事が忙しくて。家に帰ってからも仕事のことばかり考えて。夜も眠れなくなって。

誠二さんはうつむいたまま、小さな声でぽつりぽつりと話した。

森川　忙しくて。
誠二　はい。
森川　職場で何かつらかったようなことはありましたか？
誠二　いえ。ただ忙しくて。みんながんばっているんですけど、眠れなくなって、がんばれなくなって。申し訳ない気持ちです。
森川　そうでしたか。身体もだるそうですね。
誠二　はい。
森川　食欲はありますか？
誠二　あまり。
森川　体重は減りましたか？
誠二　3キロくらい減ったと思います。
森川　あまり眠れないということですが、寝つきが悪いとか、途中で目が覚めてしまうとかありますか？　夢見はいかがでしょうか？

誠二　会社の夢を見ます。寝つきも悪いです。朝起きたときに寝た気がしないです。

森川　休まりませんね。気持ちの落ち込みは一日中ありますか？　午前のほうが強いとか、時間帯によって変わりますか？

誠二　一日中です。

森川　このような気持ちになったのは4週間くらい前からということでしたが、以前にもそうしたことはありましたか？

誠二　……半年前に少し。それからずっと調子が悪い感じがします。

森川　その前は？

誠二　なかったと思います。

問診票には、誠二さんの病歴、職歴、生まれた場所、生年月日、アレルギーの有無、その他の症状が書かれていた。幼少期や青年期、学校生活などに特別問題となるものは見当たらず、アルコールはときどき飲む程度、タバコは吸っていない。これまでに大きな病気もない。家族に精神疾患を有する者もいない。脈拍や血圧も普通で、貧血症状や口渇など、気分の落ち込みが起こりうるその他の身体疾患も見当たらなかった。他に内服している薬やサプリメントもなかった。

誠二　テレビを見ていても、頭に入ってきません。

森川　つらいですね。食欲も落ちて、眠れなくて、気持ちも落ち込んでいる。今の状態でしたら、会社へ行かずにゆっくりと休養をとられたほうがいいと思うのですが、それはできそうですか？

誠二　はい。

森川　会社に出す診断書が必要ですね。

誠二　はい。

森川　まずは2週間くらい休まれるのがよいと思います。2週間後に、またこちらへいらしていただくことはできますか？

誠二　はい。

森川　診断書には病名を書かなければなりません。今日の段階で病名を確定させるのは難しいですが、「抑うつ状態」と考えたいと思います。そのように書きますが、書くことに心配はありますか？

誠二　いえ。

ここまでで40分くらいが過ぎた。誠二さんはうつむいたままで、私が質問したこと以外は話さない。私はご家族に、何か質問があるか聞いた。

美幸　うつ病なのですか？

森川　現段階ではわかりません。2週間ほど休んでいただいたあとで、少しわかってくることがあると思います。

加奈子　会社を休ませます。何かできることはありますか？　がんばってと言ってはいけないとか、そういうのは本で読みました。

森川　はい。今は、たとえるならインフルエンザにかかったときと同じくらい、心身ともにひどくだるい状態だと思います。できるだけ負担がかからないように、休むのを助けてあげてください。

私は睡眠薬を勧め、それを処方した。家族たちは静かに診察室から出ていった。

2週間後、誠二さんは一人で来院した。眠れるようにはなったが、気分は沈んだままだった。抗うつ薬を紹介すると、内服したいと話され、処方することになった。それから2週間ごとに、1回15～20分程度の診療を繰り返しながら、職場に戻ることができるか経過を見ていった。

【オープンダイアローグによる診療】

登場人物は同じで、スタッフは森川のほかに山田が加わった。

森川　はじめまして。森川と申します。

山田　はじめまして。山田と申します。

森川　今日はいらしてくださってありがとうございます。こちらまでいらっしゃるのは大変でしたか？　あちらにお話をお聞きする部屋を用意していますので、皆さんご一緒にどうぞ。

私は部屋の扉をあけて、

「席はどちらでも大丈夫です」

と言って、先に部屋に入ってもらい、好きな席に座るよう案内した。

序章で書いたように、対話を始める前にいくつかの準備をして、みんなが席につくと、あらためて自己紹介をしたあと、クリニックに来られた経緯を確認した。誠二さんは、会社から精神科を受診するよう言われていたが、病院を探す気力が湧かず部屋で寝込んでいた。妻の美幸さんが心配して当院を探し、連絡をくれた。スタッフの山田が電話に出て、今日の予約となった。母の加奈子さんも心配して同行された。娘さんは保育園にいる。

森川　今日はありがとうございます。話を始める前に、みなさんに、今日話したいと思っていることや、またはこちらに期待していることがあればお聞きしたいと思うのですが、いかがでしょうか？　誠二さん。

誠二　とてもだるくて。どうしたらいいのか。

森川　だるくて。

誠二　はい……。

誠二さんは小さな声でそう話すと、うなだれた。

森川　ご家族にもお聞きしていいでしょうか？

誠二さんは下を向いたまま頷いた。

私は美幸さんのほうへ体の向きを変え、山田もそれに続いた。

森川　美幸さんはいかがでしょう？

そう声をかけると、美幸さんはやや早口で話し始めた。

美幸　はい。夫は部屋でずっと寝ています。いらいらしているようにも見えます。会社で何があったのか話してくれません。会社がつらいなら転職したらいいと思っています。子どもが小さいので、これからのことも心配です。夫はうつ病なのでしょうか？

私は少し間をおいてから話した。

森川　うつ病の心配をされているということでしょうか？　そのことも含めて、もう少し皆さんのお話をお聞きしてから考えたいと思っています。

美幸さんは頷き、私たちは、今度は加奈子さんのほうに体の向きを変えた。

森川　加奈子さんにもお聞きしていいでしょうか？

加奈子さんが体を少し前に乗り出す。

加奈子　どうしてあげたらいいのか。ぜんぜん喋らなくて。とてもやさしい子なんです。私ができることは何でもしてあげたいです。

森川　ありがとうございます。誠二さんはだるさと、どうしたらいいかわからない、美幸さんは転職のことや、うつ病かどうかを知りたい、加奈子さんからは、何かできることをしてあげたいとお聞きしました。山田さんは、ここまでで何か話したいと思うことはありましたか？

山田　誠二さんが、とてもつらそうで心配です。家でぜんぜん喋らなくて、しかしいらいらしている様子もある。美幸さんが子どもさんの心配もされていました。誠二さんのことも心配ですし、ご家族皆さん、それぞれおつらい状況にあるのだと感じます。

森川　はい。私も心配しています。誠二さんはとてもやさしい方だと加奈子さんが話されていましたが、その誠二さんがいらいらしている様子もある。何があったのか、もう少しお聞きしたいです。

私は、誠二さんに向かって、こう話した。

森川　誠二さん、よければ、何があったのか、もう少しお聞きしてもいいでしょうか？

誠二さんは顔を上げて、何かを話そうとした途端、ボロボロと涙を流した。そのまま1分ほど時間が過ぎた。中央の小さな丸テーブルの上には、布でカバーされたティッシュ箱がある。山田がその箱をそっと誠二さんの近くに置いた。

誠二　すみません。

誠二さんは何かを話そうとしていたが、言葉がなかなか出ない様子だった。私たちはそのまま誠二さんの思いが言葉になるのを待った。

誠二　すみません。がんばらなきゃいけないと、わかっているんです。でもがんばれなくて。

誠二さんは、また、涙を流した。しばらく沈黙の時間が流れた。

美幸　あなたが、そんなにつらいなんて知らなかった。もう少し話を聞いてあげたらよかった。

誠二さんは涙をぬぐいながら、美幸さんの顔を見た。

誠二　いや、俺が悪いんだ。ごめん。

山田　誠二さん、がんばらなきゃいけないけど、がんばれなくなった。何があったかお聞きしてもいいでしょうか？

誠二　はい……。

誠二さんが静かに大きく息を吐く。

誠二　会社で、1年くらい前に上司が代わりました。他の部署から来た人で。最初はそうでもなかったんですが、半年くらい前から私に対して怒るようになって。

山田　半年前から?

誠二　私が大きなミスをしたんです。それで上司に呼び出されて、怒鳴られました。10分か20分か。それからなんか怖くなってしまって。またミスをするんじゃないかって。それで何度も確認するようになったんですけど、確認してもミスが増えて。それで上司から何度も呼び出されるように。

誠二さんは、そのまま話し続けた。

誠二　3日かけて作った報告書を提出したら、その場で上司が、こんなのはだめだと言ってゴミ箱に捨てて、その日は徹夜で作り直しました。

誠二さんは少し沈黙し、再び話し始めた。

誠二　家に帰ると、娘が寄ってくるんです。すごく嬉しそうに。だけどそれが煩《わずら》わしくなって。娘に怒鳴ってしまったんです。娘は泣きました。

誠二さんは、再び涙した。

誠二　もう、ぎりぎりで。妻と話すと、家事の話とか、子どもの用事とか。それはやらなきゃいけないと思っているんですけど、気持ちがついていかなくて。妻とも話すのが怖くなってしまって。

誠二さんはうなだれて、話すのをやめたように見えた。

山田　美幸さんにもお聞きしていいですか？

美幸　夫がそんなことになっていたなんて。夫は会社のこと、何も言わないんです。家事もよくやってくれていました。だけど、半年くらい前から、あまり喋らなくなって。帰りも、たしかに遅かったんです。娘も父親のことが好きで。だから私、夫の気持ちも知らないで、夫が娘と遊ばなくなったので、夫に怒ってばかりいました。私が追い詰めていたんですね。

加奈子　美幸さん、そんなことないよ。あなたはよくやってくれている。誠二もそんなことがあったんだったら、なんで言わないの。あなたは昔からそう。全部自分で抱えて。先生、誠二はうつ病になったんでしょうか？　楽にしてあげたい。

森川　皆さんのお話を聞いて、私はいろいろなことを感じています。山田も思ったことがあると思います。私と山田で少し話してもいいでしょうか？

3人が頷いたのを確認して、私と山田は向かい合って話し始めた。

山田　誠二さんは、とてもやさしい人だと感じています。家族のことをとてもよく考えている。考えているからこそ、家族に会社のことを話せなかったのでしょうか。加奈子さんは、そんな誠二さんをずっと見ていらして、今もとても心配されている。美幸さんのこともよく見ている。力になりたいという気持ちを感じます。そして誠二さんの話を聞いて、美幸さんがご自身を責めておられたのが気になります。美幸さんも、きっと一生懸命に家のこともお子さんのことも見ておられて、だから自分のことを責めないでほしいと思うのです。

森川　最初は、うつ病かどうかを気にしながら聞いていました。半年前にミスがあって、長い時間怒鳴られて、それからミスが増えて。誠二さんがそのことでどれほど苦しんだかと思うと、胸が苦しくなります。きっと何とかしなきゃという思いと、ミスをしてはいけないという不安とが入り混じって、それでどうしたらいいのかご自身でもわからなくなっていったのではないかと思いました。

山田　誠二さんは、そんなつらい思いをされた中で、娘さんに怒鳴ってしまった。

森川　うん……。

ご家族たちは、涙を流している様子だった。

森川　何か力になれることを一緒に考えたいです。

山田　はい。私もそう思います。

私たちは、再び家族たちと輪になった。

森川　みなさんは、いかがですか？

誠二　ありがとうございます。

誠二さんは嗚咽した。

美幸　私は、夫がこれ以上苦しむのを見たくありません。会社はしばらく休んで、それで会社を辞めてもらって、その間は私ががんばって働きます。

加奈子　孫のことは私が見るから。

誠二　ごめん。ありがとう。先生、診断書を作ってください。たぶん、ミスが多くなって、たしかに悪循環みたいになっていたように思います。少し休んで、それで人事と相談しようと思います。会社、辞めるわけにはいかないんで。家のローンもあるんで。がんばりたいんで。

そのあと、1ヵ月休職するための診断書を作った。休職中は、ご家族でよく話をし、転職することを決めた。美幸さんはパートを始め、加奈子さんがその間、食事を作ったり孫の面倒を見たりした。誠二さんは少しずつ元気になり、2ヵ月後に転職先が決まった。前職より給与は低くなったが、家族との時間が持てるよう、残業の少ない仕事を選んだ。

椅子の向きを変えた

2015年9月28日、ケロプダス病院への最初の旅を終えて帰国した翌日、私は診察室の椅子の向きを変えて、その場にいる全員と輪になって話せるようにした。この小さな行動をとったことが、私にとってのオープンダイアローグが誕生した瞬間になった。

それまでは机があって、その傍にやや横並びで、患者さんと私が座るようにしていた。面と向かって会話するよりも、やや横向きになって視線が合わないようにしたほうが話しやすいからだ。

部屋の壁は白、清潔感はあるが無機質だった。診察にご家族が同席されるときも、私は主に患者さんの話を聞き、ご家族が話す時間はほとんど作っていなかった。患者さんの話を聞くことが大事だと思っていたからだ。

しかし1対1の診療では、話はどうしても医学のことに収斂《しゅうれん》し、それ以外のことにまで広がることは滅多になかった。不眠、不安、落ち込み、衝動、怒りっぽさ、躁《そう》状態、フラッシュバック、幻覚、妄想、認知症などの症状がどの程度なのか、それがどうして起きたのか、どう困っているのか、そんな話に限定されていた。そして話が詰まると、薬の話になる。私はそもそも話すのが下手だから、会話を広げることがあまりできなかった。

椅子の向きを変えても、最初の頃はまだ症状の話が多かったように思うが、以前よりは話しやすくなった。輪の中にはご家族もいたから、かれらの話も聞きやすくなった。

そんなある日、私が尊敬している医師の一人の診察場面を、ふと思い出した。その医師の診察室に、本人やご家族は、たいてい笑顔で入っていき、笑いながら帰っていく。私は、何か魔法があるのか、薬の特別な調合方法でもあるのかと思い、その医師の診察に何度も同席させてもらった。しかし、秘訣みたいなものはさっぱりわからなかった。雑談して終わり。なぜこれで、患者さんたちの安心感がこんなに増すのか理解できなかった。

その医師は、診察の場でときどき、「君はどう思うかい?」と私に聞いてきた。患者さんやご家族は、あきらかにその医師と話したがっていると思っていたから、私は気をつかってそういうときは何も発言しなかった。

今思えば、その医師の診察室の椅子は、いつも輪のかたちを作っていた。その場にいる全員を大切にする気持ちがあれば、会話はきっと輪になって行われる。その診察室では、本人の苦しみやご家族の悩み、すべてが話されて、それぞれが大切に聞かれていた。だから、みんなその医師が好きで、信頼していたのだ。わかってしまえば当たり前のことなのだけれど。

1対1を減らした

当時、私のいたクリニックは、医師1名、看護師1名、事務職1名の小さなチームだった。それぞれの仕事があったから、実現するのはなかなか難しかったのだが、診察の場にできるだけ看護師か事務職の人に入ってもらうようにした。

患者さんたちは精神面の話をしに来ているのだから、主治医以外の人が診察の場（外来や訪問診療）にいることに違和感を持つのではないかと、当初、私は心配していた。

ケロプダス病院へ2回目に行ったとき、一緒に行った仲間も同じことを考えていて、

「複数名のスタッフが診察の場にいると、患者さんたちがびっくりしませんか？」

と質問したことがある。スタッフはこう答えた。

「私たちは最初から2～3名で入るし、患者さんたちも初めて相談に来る人が多いから、私たちが複数名いることに対しても『そういうものか』という感じです」

それを聞いて私は、1対1に慣れている患者さんには違和感があるかもしれないが、初めての人には大丈夫だと考え、2人以上で対話の場に入るようにした。

私のクリニックに長く来てくださっている方たちとは、今でも1対1で話す。その人たちが不調を訴えるときは、以前はいつもより長めに時間を確保して1対1で話をしていたが、オープンダイアローグを知ってからは、できるだけその人を心配するご家族にも参加してもらうようにしている。場合によっては、こちらのスタッフも同席

する。そうしてからは、以前よりも話が広がるのを感じる。

ご家族も一緒に入っていただくときは、本人に、

「もしよければ、ご家族とも一緒に話しますか？」

と聞くようにしている。たいていの人はそうしたいと話される。ご家族も本人のことをとても心配しているので、一緒に話したいと思っていることが多いように感じる。毎回同席される方もいれば、必要に応じて参加される方もいる。

親身になってくれる友人や、上司が参加されることもあった。遠方にいるなどの理由で、その場に来ることができない場合は、オンラインで参加してくださることもある。

スタッフの同席をお願いするとき、たとえば医療以外の社会的手続き（障害年金、就労支援、生活保護など）で助けが必要なときは、

「相談員と一緒にお話を聞きたいと思うのですが、同席させていただいてもいいでしょうか？」

とたずねる。ほとんどの場合、そうしてほしいと話される。初診の場合は、

「今日は、私とスタッフの〇〇の2名（または3名）でお話を聞きたいと思っているの

ですがいいでしょうか？」

と聞くと、たいていは「いいですよ」と言ってくださる。

なかには1対1がいいと話される方もいる。しかし1対1では、アイデアの量や種類に限界があるから、行き詰まってどうにもならなくなるときがある。そういうときは、訪問看護（看護師が定期的に家に訪問するサービス）の利用を勧めたり、社会的手続きが必要なときにクリニックの相談員を紹介したりする。その人と看護師、または相談員が1対1で話すことになるのだが、私とその人だけが1対1で話すよりアイデアが広がり、助けになることも多いと感じている。

診療から対話へ

オープンダイアローグを意識した診療を始めたばかりの頃は、まだ自分の固定観念から抜け出すのが難しかった。輪になって他のスタッフも入り一緒に話したとしても、結局は私がほとんど喋り、スタッフはサポート役のような感じだった。

尊敬する医師の診察に同席させてもらったとき「君はどう思うかい？」と聞かれたのと同様に、私はスタッフに「○○さんはどう思いますか？」とたずねるようにしていた。最初の頃は話の内容が医学的なことに偏っていたため、よいアイデアが他のスタッフから出ることは少なかったが、ときどき、私では思いつかないような素晴らしいアイデアをスタッフが出すことがあった。それまで患者さんたちは私に向かって話をしていて、助手役のようにしているスタッフのことはほとんど気にしていなかったのが、その途端、みんなの身体がスタッフのほうを向いた。

私は、ようやくそのとき、スタッフが2名以上入ることの意味を理解した。ケロプダス病院のスタッフが、

「同じ意見のスタッフだったら、そこにいなくてもいいのです」

と話すのを聞いてわかった気になっていたが、このとき初めて腑に落ちた。

それまでの、医師の私が中心になって行う対話は、対話なのか単に輪になっただけなのかわからないものだったが、スタッフと対等の立場で話すようになったら、明瞭に対話が広がった。今では、他のスタッフが入ることで、対話がこれまでと全然違う、豊かなものになることを実感している。私一人の考えではどうにもならないことがしばしばあるし、他のスタッフが話しているのを聞くことで刺激も受けられる。また、話さない時間があることで考える間が生まれ、私自身の中にも新しい考えが浮か

びやすくなる。対話の場にいるそれぞれの思いが重なって、新しい考えやこれまで話されていなかったことが話されるようになっていく。

たった一日のケロプダス病院の見学で、私の診察風景はこのように大きく変化していったのだが、翌2016年5月、ヤーコ・セイックラ氏が来日して3日間のワークを行ったとき、私はまだオープンダイアローグというものを、ちゃんと理解していなかったことに気づかされる。

それは、ある日本人医師に掛かっている患者さん及びそのご家族と、対話のデモンストレーションを行ったときのことだった。患者さん、ご両親、主治医、セイックラ氏、私、もう一人の医師の7名が参加した。私はこのとき、患者さんたちはセイックラ氏と話したいと思っているはずだからと考え、ほとんど言葉を発しなかった。いや、その前に何を話したらいいのかがわからなかった。私はその場にいて、何の役にも立たなかった。

今から思えば、何を話したらいいのかではなくて、本人たちが話したいことは何だろうか、そのためにはどんな聞き方ができるだろうかと考えればよかったのだが、私は何かよいこと、役に立つことを言おう言おうとしていたのだと思う。

ケロプダス病院で見た対話風景

２０１６年9月、再びケロプダス病院に行った。実際に1年間オープンダイアローグを実践してみて、質問したいことが山のようにあった。こういうときはどうしたらいいのか、ああいうときは、そういうときは……。

けれども現地に着いたら、それらは考えすぎていたと感じ、質問したいことはほとんどなくなった。輪になって、実直に対話の姿勢を守り、ただ対話する。話の内容は多様だから、こういうときはこうしたほうがいい、みたいなマニュアルはまったく存在しない。「7つの原則」の一つ、「柔軟かつ機動的に」の意味はここにある。

このとき、幸運にも、実際の対話の場に、見学者として参加することができた。困難を抱えた男性とその父親、そして医師を含めた3名のスタッフがいて、私たち見学者2名と見学者を引率するスタッフ1名が輪の外に座っていた。対話の場をリードしていたのは医師だった。医師は男性に話すことを促し、父親にも聞き、スタッフにもそれぞれどう思うかを聞いていた。それどころか、私にも話すことを促した。60

分ただそれだけだった。相談者たちの表情は、最初ひどく沈んでいたのだが、少し笑顔が見られるようになっていた。60分が終わり、相談者たちが立ち上がり、スタッフたちも立ち上がり、私たちも立ち上がった。相談者たちは、みんなにありがとうと言って全員と握手してくれた。

ケロプダス病院のスタッフと私たちとで、オープンダイアローグを疑似体験するロールプレイも行った。

ロールプレイは、ケロプダス病院のスタッフ2名と、日本人の参加者5名で行われ、日本人参加者のうち2名はセラピスト役、他の3名は困難を抱える娘と、父、母の役をやった。台本はなく、状況については家族役の3名だけで10分ほど話し合いが行われ、それ以外の人たちは何も知らないまま、対話が始まった。最初に簡単な自己紹介があり、お互いにどう呼び合うかを確認する。

セラピストA　今日は、いらしてくださってありがとうございます。お電話をくださったのはアケミさん（母親役）でしたでしょうか。電話を受けた者から状況は伝え聞いているのですが、この場で、こちらにいらしてくださった経緯をもう一度お聞きしてもいいでしょうか？

アケミ　はい。

アケミさんから、ケロプダス病院に相談することになった経緯が語られたあとで、

セラピストA　話してくださってありがとうございます。ユミさん（娘役）、タケシさん（父親役）にもこちらにいらしてくださった経緯をお聞きしてもいいでしょうか？

と聞かれ、それぞれが短く答えた。

セラピストA　ありがとうございます。

そのあとで、それぞれ何を話したいかが聞かれた。家族役、セラピスト役の人たちはみんな、その役に入り込んでいたように思う。娘役の人は自分の苦悩と重ねて話を

し、それはまるで自分の話をしているようだった。母親役の人もその影響を受け、母の気持ちになって話をしていた。父親役をした人は、ふだんは相談を受ける側の人で、どのように相談したらいいか悩んでいたある父親の姿を投影して、その役になり切った。

ケロプダス病院のスタッフ2名は、家族が順番に話ができるように、それぞれが話したいことを話せるように、短い質問をときどきその場に添えた。身を乗り出し、真剣に話を聞いていることが伝わってくる。

父親役の人は当初、「自分はあまりかかわりがない」「娘のことは母親に任せている」「ここに来ている意味がわからない」と少し及び腰で話していた。しかし、そうした言葉が対話の場に出されることで、「いつもそうやって会話に参加しない」という娘や母の言葉が引き出され、父親の気持ちが少し揺れる様子が見えた。こんな些細なやりとりも、家庭の中では滅多にされない。父親は母親に任せることがよいことだと思っていたし、母親は父親が参加しないことを残念に思っていた。娘は父親への怒りがあった。そのことを、お互いに知らなかった。

輪になって静かに、しかし感情は大きく動きながら言葉が足されていく。対話の時間はあっという間に過ぎていった。

ロールプレイが終わりに近づき、セラピスト役の人が残り15分になったことを知らせたとき、娘役の人から質問が出された。

「この場でしたような対話は、皆さんのような専門職がいないところ、家でもしたほうがいいのでしょうか?」

その問いに、スタッフの一人であるトミーが、

「そうしたほうがいい」

と即答した。それまで彼は、ほとんどというか、まったく「助言」というものをしていなかった。話したいことを話すのを手伝うような質問や、その話を聞いて自分がどう感じるかを話すことはあったが、しかしこのとき彼は、はっきりと家庭でも対話を続けたほうがいいと助言した。

最後に、またこのような機会を作りたいという思いが語られ、次の対話の予定を確認して、この会は終わった。私は、トミーのところに駆け寄ってたずねた。

「それまであなたは、まったくといっていいほど助言をしていなかったように思うのだけど、家でも対話をしたほうがいいということだけは、どうして即座に答えたので

しょうか？」

今考えると愚かな質問だったと思うのだが、当時の私には、そのように断言してよいのか、わからなかったのだ。私はまだ、オープンダイアローグのやり方を学ぼう、技法のようなものを身に付けようとしていたのだと思う。このロールプレイが始まる前に、スタッフたちはこう言っていた。

「私たちは今からロールプレイをしますが、どうか私たちのことを真似しようとはしないでください」

私はそれを理解したと思っていたのだが、この対話が行われていた時間、私は一言一句聞き漏らさず、すべての言葉をメモしていた。なんとか「やり方」を真似ようとしていたのだ。

トミーは、そんな私の様子を知っていたのか、

「そうなんだ、家族で話すことが大事なんだ」

とだけ言った。私はまだ、オープンダイアローグの対話は特別な時間であり、対話を促進する訓練を受けた人たちがいるからトリートメントが進む、他とは違うアプローチなのだと思っていた。だから、対話の促進者なしに、家族だけで話すことが大切

とは思えなかったし、場合によっては危険なのではとさえ思っていた。

しかし今は、専門職のいないところでも対話が続くことが、オープンダイアローグの本来の目的なのだと理解している。

もしも、会話することをあきらめていた家族の間で、話してみたい、相手のことを理解したいという気持ちが湧き起こったとしたら、それが本当のオープンダイアローグの始まりになるのだ。

認知症とともにある人たちとの対話

オープンダイアローグとはそういうものだと理解するようになってからは、私はとにかく対話することを繰り返した。当時、私のいたクリニックは訪問診療をしていたこともあって、患者さんのほとんどが高齢者で、認知症とともにある人も多かった。

相手にどのような背景があっても、行うことは同じだ。困難を抱える本人と話し、そのご家族とも話をする。それぞれが話したいことを話すのを、ただ手伝う。

このとき、病名を対話の中心に置いたら、患者さんは認知症で、その人について対話すればよいと思われるかもしれないが、実際に苦悩しているのは、介護するご家族だったり、ときには施設の方やケアマネジャーさんだったりする。なので、病名をもとに話すのではなく、そこにある苦悩について話をする。

実際の対話では、まず、認知症とともにある人に話を聞く。私がその人に「何か心配していることやお困りのことはありますか？」とたずねると、「特にはありません」と話されることも珍しくない。そのあとで、ご家族や施設の方が、その人の話をする。「ものわすれ」について、「妄想」について、怒ってしまうことについて、夜眠らないことについてなど、その人の行動で困っていることについて話す。当人の前では話せないと言う人や、当人は忘れてしまうからと遠慮なく話す人もいる。

そうした話を聞いたあとで、認知症とともにあるその人に、再び聞く。

「これまでの話を聞かれてどう思われましたか？」

すると当人から、

「私がそんなことをするはずがない」

「私がそんなに迷惑をかけていたなんて知らなかった」

「家族に任せているの。ありがたいの」

「私は何にもわかんなくなっちゃったから、私は従うだけ」

「変なことを言ってしまう気がするので、あまり話さないようにしています」
「迷惑をかけたくないと思っています」

などと話される。こんな普通の会話も、家族だけの閉じた世界ではされなくなっていたりする。

話をする、ただそれだけで、次にお会いしたときに家族の苦悩が軽減されていることもある。以下は、認知症とともにある良子さんと長男の守男さん、スタッフの森川（医師）と岩田（看護師）、ケアマネジャーの野村さんの会話である。

良子　私は大丈夫です。心配なことはないです。長男がいつも助けてくれます。

森川　守男さんはいかがですか？

守男　毎日毎日、何十回も家に電話をしてきます。電話したことを忘れてしまうんだとわかっていますので、何回かは話を聞きます。でも何度もかかってくるから、いいかげんにしてくれ、と怒ってしまいます。何度言っても聞いてくれません。わざとやっているのかと思うこともあります。本当にわかっていないのか、こちらもわからなくなります。昔から人に頼ってきたから、自分じゃ何もやらないんです。依存してるんです。だからすぐに電話する。それでしかも、急に怒り出したりします。

良子さんは、話を聞きながら、だんだんうつむいていった。

森川 良子さん、今の話を聞かれて、思ったことがあればお聞きしてもいいですか？

良子 私は認知症なのでしょうか？　息子に迷惑をかけたくないと思っています。こんなに迷惑をかけていたなんて。

森川 覚えはないということですか？

良子 一人暮らしを選んだのも、家族に迷惑をかけたくなかったからでした。滅多に家には電話をしないと決めていました。

私は守男さんと目が合った。

守男 たしかに母は、昔そう言っていました。

再び沈黙が流れる。

岩田　電話があるときは、何か決まった理由がありますか？

守男　たいていは何か物が見つからなかったときです。財布とか、通帳とか。

今度は良子さんと目が合った。

良子　私は認知症ですね。迷惑をかけたくありません。施設に入らせてください。

良子さんは思いつめた様子で、そう話した。

野村　施設やデイサービスの話は前にもしたんですけど、自分はそんなんじゃないって断られていました。

良子　いいえ、そんなことは聞いていない、と思うのですが……。

岩田　人が集まるところに行くのは好きですか？　苦手ではないですか？
守男　母は、外面はいいです。
良子　はい。外面はいいです。人と話すのは好きです。

良子さんが少し笑った。

野村　デイサービスに行かれますか？
良子　デイサービスというのは何ですか？
岩田　日中に皆さんと集まるところです。ものわすれ予防の体操をしたり、お喋りしたりします。
良子　それはいいですね。人と喋りたいです。

その場で、デイサービスに行くための段取りが組まれた。2ヵ月ほどしたところで、また話す時間があった。

守男　母からはまったく電話が来なくなりました。健康状態もよくなったみたいです。私は週に1回、様子を見に行っています。

野村　本当に社交的でいらして、楽しそうだと聞いています。デイサービスへは週に4回行かれています。それ以外の日は、ヘルパーさんが来てご飯の準備をしています。

良子　ありがたいです。友だちができました。嬉しいです。

初回の対話のあとで、何度も電話してしまう理由がわかった。物がなくなったと思い、泥棒が入ったのではないかと、いてもたってもいられなくなって、息子さんに電話していた。野村さんと息子さんは良子さんが不安になる理由を一つ一つ確認して、それを減らす様々な工夫を考えた。しだいに良子さんは、不安にならなくなった。

守男　デイサービスに行くのも、最初は覚えられなかったのですけど、何度か繰り返すと、何となく覚えているというのがわかりました。

書いてしまえば本当に当たり前のことで、オープンダイアローグだなどと、わざわざ言わなくていいのだと思う。診断して薬を出すか施設に入れるかを考える前に、対話をする。オープンダイアローグとはそういうことなのだ。

認知症をとりまく医療支援の変化

私が認知症とともにある人への訪問診療を始めたのは2014年のことだ。この頃、私たちの訪問は、とても役に立っていたと思う。病院に行って診療を受けなければ、介護や福祉の支援を受けることができない。でも、病院に行きたくないという人もたくさんいて、だから家に行って診断書や意見書をすぐに書く、必要ならば薬も処方する。それだけで、支援する人たちとつながり、多くは短期間で落ち着いていった。

3年くらい経つと、認知症に対して医療ができることはとても少なく、たいていは支援を組み立てていくと何とかなることがわかってきて、私たちのところに診療依頼が来ることは減っていった。むしろ、ご高齢なので、精神科よりも訪問診療ができる内科のクリニックのほうが助けになった。そういうこともあって、それまで私たちは高齢者を対象に診療を行っていたが、少しずつ若い人からの相談も受けるようにした。高齢者に関する相談は、ある程度見通しを立てられるようになっていたが、若い人の相談には慣れておらず、私は再び緊張に包まれた。

対話に導く型

２０１９年頃から、本格的に高齢者以外の方からの相談を受け始めた。どうしたら対話的になるのか。対話にやり方はないけれども、対話に導く型のようなものはあると理解していた。だから最初の頃は、ただ実直にこの型を繰り返した。

まず、ここに来た経緯を全員から聞く。

次に、今日この場で話したいと思うことをそれぞれに聞く。

そしてその中から、どの話をしていくか決める。

最初に、相談の中心にいる人から、話したいことを話してもらう。

その話を受けて、その場にいる関係者、たとえば母親とか、配偶者とか、一人ひとりに話したいと思うことを話してもらう。これを繰り返す。

いったん話の区切りがついたら、今度はスタッフだけで輪になって、本人たちのいる前で短く話す(リフレクティング)。

スタッフの輪を崩して、全体の輪に戻り、スタッフたちの話を聞いて、また話したいと思ったことをそれぞれに話してもらう。

こんなふうにして45分くらいが過ぎたところで、時間を確認し、残り15分くらいの中で話したいことがあるかを聞く。この時間の中で、希望があれば次の予約を入れる。


当初、私はとても緊張していたので、ひたすらこの型を守った。まだ自分の感じたことを言葉にするのは慣れていなかった。それができるようになったのは、第三章で述べたようにフィンランドでトレーニングを受けてからで、それまでは本当にぎこちなかった。

私が型を守るのに必死だったから、たとえスタッフが3名入っていても、大半は私が話していた。だから対話に広がりがなかったのだが、それでもだんだん役に立つようになっていったと思う。

ある夫婦と対話する場があった。スタッフは3名。夫婦は危機に直面していた。私はこのときも型を守っていた。夫と妻それぞれが話す時間を作り、スタッフは私がファシリテート（促進）しているときはほとんど話さなかった。私は型を守るために、他の人が発言する余地を作らないようにしていたと思う。

夫婦がいったん話し終わったら、スタッフでリフレクティングをした。3名いたので、話は豊かで多様なものになった。私たちが再び輪に戻ると、夫婦はそれを受けて、また話を始めた。

しかし、私はなんだか手応えを感じず、心配になって対話を終えることができなかった。60分の予定が120分を過ぎ、みんなが疲れきった様子になって、ようやくその日の会を終えた。

そして、その途端、私以外の人たちの会話がものすごく弾み始めたのだ。席から立ち上がっても、夫婦とスタッフ2人は話が止まらない様子で、夫婦の危機などどこにも感じないほどだった。真剣な対話が解かれ、緊張感で制御されていた気持ちや言葉が溢れ出した瞬間だった。

この夫婦との対話は一度だけだったが、その後も、夫婦に困難なことが起こるたびに会話するようになったと聞いている。

オープンダイアローグの目的地とは？

ケロプダス病院では、対話の訓練を受けたスタッフ2～3名が、困難を抱えた人たちのところへ行って、対話が起こることを助ける。フィンランドのいくつかの自治体では、対話を促進できるよう訓練した行政の職員たちが、対立や衝突の中に入っていって、対話することを手伝う。

そこでは、真剣に、真摯に、対話される。対話することに診断名や病状は関連しない。

対話を何度も行うことができれば、お互いのことをだんだん理解するようになる。そして、理解することで、困難や対立が少しずつ解消していくことを体験し、すると、もっと理解したくなる。そうして、スタッフがいないところでも対話が行われるようになる。

オープンダイアローグの目的地とは、自然に対話が起こることなのだ。

第五章　オープンダイアローグFAQ

これまで、オープンダイアローグについて話をしてほしいという依頼を200回近く受けてきました。数名の前で話すこともあれば500名近い会場のこともありました。そこでは、困難を抱える人、ご家族、支援する人たちの切実な思いをたくさん聞きました。どうしたら苦しさから解放されるのか、どうしたら生きやすくなるのか。その答えを見つけようとされていたと感じます。

私がオープンダイアローグに関しての講演を始めた当初は、私の体験や見聞きしたことを話していました。しかし最近は、会場へは手ぶらで行って、その会場に来られた人たちから質問をいただき、それに答えるというスタイルをとっています。オープンダイアローグの情報は、日本語でも手に入るようになってきましたので、そのうえで、まだ知りたいと思う内容について話したいと思ったからです。

同時に、オープンダイアローグとはどういうものなのか、実感していただくためには、講演そのものを対話的に進める必要があると思ったからでもあります。

この章では、そこでのやり取りを共有したいと思います。

また、本章は、質問（Question）に対して応答（Response）するスタイルで書いています。答え（Answer）ではありません。ですので、ここに書かれていることが唯一正しいことだとは思わず、一つの例として読んでもらえればと思っています。

Q1　オープンダイアローグとは何ですか？

R1　オープンダイアローグを理解するには、二つのことに分けて考えるのがよいと思います。一つは、開かれた対話であるということ。もう一つは、それを行うためのケロプダス病院流の工夫です。

まず、開かれた対話についてですが、かつて、精神の病を持つ人たちは、自分のいないところで自分のことが話し合われ、自分の未来が決められてしまっていました。ケロプダス病院では、そういうことはやめて、その人たちと対話すると決めたのです。その試みを開始したのが1984年で、11年後の1995年には、ケロプダス病院の試み全体をオープンダイアローグと呼ぶようになりました。

そして、ケロプダス病院では、この試みを軌道に乗せられるよう、様々な工夫をしてきました。どうしたら私たちは困難を抱えている人たちのことを理解し、助けになることができるのか？　どのようにしたらより対話的になるのか？　そうした問いについて考え続けた結果生まれたのが、現在のケロプダス病院流のオープンダイアローグです。困難を抱えた人の相談があったら、その人と、その人が一緒に話したい人と、対話のトレーニングを続けるスタッフ2名以上とが集まって対話する。対話は必要なだけ行われる。

しかし、スタッフの人数など、援助のための資源には限りがあります。1回の対話の時間は60分。関係者がたくさん集まるようなときは90分。対話は連日開催できるようにする。相談があったら24時間以内に対話できるようにする。スタッフは対話のトレーニングを続ける。対話の場は主に看護師たちが担う。といった体制は、制約の中で、ケロプダス病院流のオープンダイアローグを実現するための工夫です。

ただ、ケロプダス病院流を真似ることがオープンダイアローグだということではありません。日本では、自分たちの現場に合ったスタイルのオープンダイアローグをするべきですし、そのためにはどんな工夫ができるのか、考えることが必要です。それができれば、精神科病院だけでなく、学校や職場、行政、家庭など多様な場面で、オープンダイアローグは実現可能です。

このように説明すると、対話とは何か、対話を助けるスタッフが複数なのはなぜか、オープンダイアローグがどうして助けになるのか、などの質問が続きます。

これ以降のQ&Rで、そのことに応えてみたいと思います。

Q2　オープンダイアローグの対象者はどのような方ですか？

R2　困難を抱えていて、対話が必要とされる人たちです。何か診断名がつくような精神状態にある人だけが対象ということではありません。ケロプダス病院や私のクリニックが行うオープンダイアローグは精神的な困難を抱える人たちの相談事が主ですが、病院以外の場所でも行われています。フィンランドでは、たとえば学校の増改築やご近所同士のトラブル、組織の縦割り構造による不調、議会で深刻な対立に陥ったときなど、人々の中で意見の相違があるときに実践されています。

また、ケロプダス病院で行う対話も、必ずしも精神疾患の診断名がつく人が対象というわけではありません。生きていくうえで起こる様々な悩み事について、オープンダイアローグが助けになっています。

Q3　オープンダイアローグの場に参加する人たちは誰ですか？

R3　困難に直面している人と、その人の困難に関わる人たちが対話の参加者になります。その人のことを心配している人や、一緒に話したいと思う人たちです。家族や友人、学校の先生、ときには年金事務所の職員や、別組織のアルコール依存症回復プログラムの担当者など様々です。

福祉事務所の職員に電話して、短時間でしたが電話越しに対話の場に参加してもらったこともあります。

Q4　精神科での病名によって、オープンダイアローグに向いているケースと向いていないケースがありますか？

R4　病名で区別されることはありません。病名をもとに対話を行うのではなく、苦悩、困難、困り事などについて対話が開かれます。

Q5　対話のテーマは何ですか？

R5　話したいことがテーマになります。何かの目的に向かって話すとか、結論を出すために話すのではありません。参加者それぞれに「今日はどんな話をしたいですか」「この場にどんな期待がありますか」「この場をどのように使いましょうか」というような問いをすることから、対話が始まります。

Q6　どのようにしたら、話したいことを話してもらえますか？

R6　話したいことを話すことができる場だと、様々なかたちで宣言するのも一つの工夫です。たとえば「皆さんが話したいと思うことを、それぞれお聞きできればと思います」「一人ずつ順番にお話をお聞きしたいと思っています」というように話すこともできるでしょう。様々な工夫があっていいと思います。

Q7　あまり話そうとしない人と対話することはできますか？

R7　話そうとしないのにも理由があると思います。話すことがゴールではありません。ゴールはすぐにはやってこないかもしれません。それでも、もしその方が対話の場に参加されていたら、その人のペースでそこにいてくれれば、それだけでとても対話の助けになると思います。「話したくないと思うことは話されなくていいと思っています」とお伝えすることも大切なことだと思います。

「私は今日は話しません」と最初に宣言された人に、全員の話を聞いたあとで、「今日は話されないと仰っていましたが、もしも皆さんの話を聞いて話したいと思うことがあればお聞きしてもいいですか？」とたずねると、話し始めてくださったこともありました。話してくださることになれば、対話の場がより開かれていくのを感じるでしょう。

Q8　対話の頻度はどれくらいがいいですか？

R8　話したいという思いがあるなら、その人が話したい頻度で対話の場を作ることが、いちばん助けになると思います。場合によっては連日行うこともあります。とても苦しいときは、できれば毎日でも行いたいという希望があるでしょう。

私が経験したご家族たちとの対話でも、恐怖や焦躁感、混乱や消耗など精神症状がとても強いときは、連日お会いしたこともありました。何度か対話をすると、私たちがいなくなっても家族の中で対話が起こるようになっていき、最終的には私たちがいなくても大丈夫になりました。連日話すことができる体制があれば、1回の対話の時間で「何とか結論を出さなければならない」といった焦りが軽減されるでしょう。結論の話をしないまま明日を迎えることができるならば、対話することだけに集中することができます。

ただ実際は、現在私たちのクリニックでは予約がいっぱいで、理想通りにはできていません。今後、新しい体制をつくっていきたいと考えています。

Q9 短い時間でオープンダイアローグの実践はできますか？

R9 ケロプダス病院で行うオープンダイアローグは、1回60分です。一つまとまった対話をするためには、60分は最小限の時間のように思います。それは参加者全員が、話したいことを話すための時間だからです。数人で対話をするとしたら、60分より短くすることはできないでしょう。ただ1対1など少人数のときは、その分短くすることもできると思います。

私の1対1の診療は通常15分くらいですが、どうしたら対話的にできるかをいつも考えています。

Q10　傾聴と対話の違いは何ですか？

R10　傾聴とは話し手に耳を傾けることです。対話は相手の言葉に耳を傾け、そのうえで自分の思いや考えも話す、その相互のやりとりのことです。対話のためには、傾聴の姿勢がとても大切です。

Q11　会話と対話の違いは何ですか？

R11　ふだんは会話でいいのだと思います。人と人との関係の中で困難が生じ、相互を理解しようとしなければ困難が解決しないと思われるときや、自然な会話ができなくなったときに、あらたまって対話する意識が必要になるでしょう。些細な誤解から大きな争いまで、様々な場面で対話が必要になると思います。

Q12　家族だけでもオープンダイアローグは実践できますか？

R12　オープンダイアローグのゴールは、困難を抱えた人たちの間で対話が起こり、それが続くことです。家族だけで対話ができるようになれば、困難を解消する大きな力になるでしょう。

最初は、「話し切る」「聞き切る」ための工夫をするとよいかもしれません。家族、たとえば子どもに、まずは話したいと思うことを話し切ってもらう、続いて「次は私が話していい？」などと確認したうえで、今度は母親が話したいことを話し切るというふうに、話す人と聞く人を分けるだけでも対話は促進されるでしょう。

このとき、たとえばペンとか縫いぐるみとか何かシンボルになるものを使って、それを持っている人だけが話すというルールを作るのは助けになると思います。話を最後まで聞き切ると、今まで思い込んでいたことに間違いや誤解があることを知るきっかけになるでしょう。

誤解が解消し、理解が進むと、もっと話したくなったり、聞きたくなったりすると思います。

最初はとても難しいかもしれません。第三者がいなければ対話にならないかもしれません。それでも不可能ではないと思います。

Q13　1対1でもオープンダイアローグは実践できますか？　どのようにしたらいいですか？

R13　オープンダイアローグとは、対話であり、対話を開くことです。1対1でも対話はできます。1対1で話す中でその困難に関わっている誰かが見えてきたとき、その人たちも対話の場に招待することを試みてもいいでしょう。

ヤーコ・セイックラ氏は、3名以上いなければ対話になりにくいと話されています。1対1で対話するのは難しいときがあると、私も感じています。

Q14　当人が対話の場に来ない場合はどうしたらいいですか？

R14　対話の場は、対話の場に参加している人たちが主役です。当人、たとえば精神面に困難を抱えた人のことを心配している人たちが集まった会であれば、その場にいないその人のことを評価したり断定したりするような話し方をせずに、そのことで自分がどう感じているのか、何を自分は心配しているのかなどを話せるといいでしょう。

そうした会に、当人が参加してくれないことに困っているとしたら、どのようにしたらその人に対話の場に入ってもらえるかを対話することもできそうです。

誰でも、自分の問題点が話し合われたり、説教されたり、アセスメント（評価）されたりするような場所には行きたくないと思います。自分のことではなく、それぞれの言い分が中立に聞かれる場だとわかれば参加しやすいかもしれません。

あるいは、当人のことを話すのではなく、たとえば母親が困っており、その母の困り事をどうしたら解消できるか、そのことについて話を聞きたいという思いで、当人を招待することはできると思います。

実際には、当人がクリニックとか相談機関に来ることはないけれども、スタッフたちが家に行くのは拒まないということもあります。家であれば、外部の人に脅かされることのない安全な場所と感じるかもしれません。逆に、外部の人が家に来ることは、とても恐いことと感じる方もいるかもしれません。

部屋に閉じこもっているようなときもあります。そのときは、たとえば扉の前で自己紹介をして、

「ご両親が心配されて私たちを呼んでくださいました。ぜひお話をお聞きしたいと思っているのですが、お時間を少しいただけますでしょうか」

というように話すなど、相手を尊重する態度を示すことを忘れてはいけません。応答がないこともしばしばあります。そういうときは、相手が何を思っているかわ

からないので、

「私たちは○○さんが何を思っているかわかりません。でも、何かできることがあればと思っています。○○さんがいないところで、いろいろ動いたり話したりすることはしたくないと思っています。だから、○○さんが私たちの話を聞くことができるように扉の前で話をします。私たちの話を聞いていてくださってても聞かなくてもいいです。煩わしいなどあったら申し訳ないです」

など、自分がどう思っているかを話していくことが、相手が感じる脅威を軽減することになると思います。

Q15　介助のときなどに暴力がある場面ではどうしたらいいでしょうか？

R15　暴力が向けられるときは、まず逃げなければならないと思います。一方で、暴力は作用に対する応答だとも考えられますので、どのようにしたら暴力が起こらず対話できるかについて、対話を続けることはできると思います。

たとえば認知症とともに生きる人で、介助のときに暴れたりすることがある場合に、それを我慢して介助することは互いにとって苦しいことだと思います。しかし、どうして暴れるのかがわかってくると、そうしたことはなくなっていくでしょう。その人がどうして暴れなければならなかったのか、怖かったのか、びっくりしたのか、単に怒ったのかといった背景が理解できると、暴力に見えるそれらは減っていくでしょう。

どうしたらいいかアイデアが浮かばないときは、他者がどうしているかを知っていくことも大切です。たとえば「家族会」に参加したり、ケア技法の一つである「ユマニチュード」などを学んだりすることも助けになるでしょう。ケロプダス病院のスタッフたちは、自分たちがどうしたら助けになるかを問い続け、常に様々なことを学び続けています。

Q16 小さな子どもが対話に入ることはありますか？

R16 「その人のいないところで、その人のことを話さない」というのが、もっとも大切なことの一つです。その子が、対話の席にじっと座っていられないということもあると思いますが、それでもその子のことを話すならば、そこにいてもらえることが大切です。このとき、その子に椅子に座ってもらおうとする必要はありません。対話の場に、自分のペースでいられるように助けることが大切です。フィンランドでは、子どもが遊べるものを置いて、その場に一緒にいたりします。

Q17　子どもに聞かせたくない話があるときは、どうしたらいいですか？／本人のいないところで話したい場合は、どうしたらいいですか？

R17　そのことで困っているのは子どもなのか、その話をしたい人なのかを考えてみるとよいと思います。

子どもがいないところで話をする場合は、そこで話されることは実際に子どもが思っていることとは異なるものになりますし、話せば話すほど実際のこととは離れていってしまいます。

しかし、子どものいないところで話したいことがあるというのは、困り事を抱えているのは話したいと思っているその人ですので、その人が主となって対話していくことができます。たとえば、

母親　子どもが落ち着かなくて暴力的なのです。どうしたらいいでしょうか？

対話者　子どもさんが落ち着かなくて暴力的である、そのことでタカコさん（母親）はどんな苦悩や困難を感じていますか？

というふうに、子どものことを解釈するような会話ではなく、母親が自分自身の苦悩を話すことができるように助けます。

Q18　同じことを何度も繰り返して話し、なかなか前に進まない人がいます。どうしたらいいですか？／話が長くて止まらない人がいるのですが、どうすればいいでしょうか？

R18　その人にとって話したいことを話すのが、その人の助けになります。同じ話を何度もするのであれば、そうしたい理由があるのだと思います。

しかし、なかには、話を繰り返す当人が、本当は話を先に進めたいのだけど、同じ話を何度もしてしまい困っているという場合もあります。そういった場合も念頭に入れながら、たとえば「この話を何度もしたいと思う理由を聞いてもいいですか？」というような質問をしてもいいかもしれません。

日本の相談や診療の場では、1回の相談時間が短いため、話が長い人に困るということが起こっています。一方でケロプダス病院の実践者たちは、「話したいことがあるから、かれらは話しています。話し切った、話したことを理解されたと思えば話は止まります」と言います。対話の時間が十分にあれば、話が進まないという悩みは減るでしょう。

Q19 当人が外に出るのが怖いと言います。対話で治りますか?

R19 対話によって、状況の理解を深めることができると思います。外に出るための対話をするというよりは、本人が話したいことを話すことが優先されるといいと思います。互いに理解が深まることで、思いもよらなかった解消法が見えてくるかもしれません。

Q20 子どもが親への恨みを話し出したときに、親としてはどのように対応したらいいでしょうか?

R20 恨みを話し始めたときは、子どもがこころを開くチャンスです。話をじっくりと聞いてください。話を聞き切ったあとで、親御さんは、それを聞いて自分がどう思ったかを話してみてください。このとき、親の立場で話すようなことはせず、対等な人間として子どもと話すことが大切だと思います。「あなたの苦しさを聞いて、今、こころから申し訳なかったと思っている」などと、本当に思えたとしたら、そこから対話が始まるかもしれません。しかし、親がへりくだったり、子どもの下になる必要はありません。一個の人間として相手を尊重するだけで、対話は始まると思います。

Q21　対話で治るとはどういうことですか？

R21　対話で治るということはありません。精神面の困難に直面したときに、その困難によって緊張や不安が強くなりすぎたり強い思い込みが起きたり、ときには幻覚が生じることもあると思います。

しかし、それらは困難に直面したことによる結果です。対話では、困難な状況を聞きつつお互いに理解を深めながら、その始まりや背景を探していったり、気持ちを話したりしていくことになるでしょう。すると、困難でどうにもならないと思っていた現状や未来への理解が相互に促進され、何とかなるかもしれないと思うようになるかもしれません。そうなれば、結果として、精神面の困難は軽減されていくでしょう。

Q22 オープンダイアローグにおける向精神薬の必要性を教えてください。

R22 向精神薬には様々な種類があるように思われますが、対話の実践者たちは、「大きく分けると気持ちを落ち着かせるものと気持ちを高めるものの2種類しかない」と言います。

対話の中で、薬の助けが必要だという話が出てくることがあります。そのときは専門家である医師が、どういう作用がありどんなことが期待されるかを話し、その副作用も話し、そのことについてどう思うかといった対話が行われます。ケロプダス病院では、医師の意見に対して看護師が「もう少し詳しく聞きたいです」「○○さん(医師のことを先生と呼びません)は、なぜその薬が必要だと考えたのですか?」など、医師の説明が足りないと感じたり、違う意見を持ったりするときは、そのことを表明して対話します。対話が進めばより助けになる選択が見えてくることになりますので、医師もそのような考えを聞くことを求めています。そのうえで、当人が薬を使ってみたいということになれば処方が行われます。

通常の医療現場では診療時間がとても短いため、病状に対して診断し、診断に応じて薬が選択されます。それに対してオープンダイアローグの現場では、当人たちの困り事がじっくりと話され、様々な考えが語られる中で、薬の話が出ればそれも選択肢の一つとして考えることになります。精神病状が生じたのには背景があって、その困難の源が何であるかについて話すことができ、それが理解されていけば、困難は軽減していくはずです。困難が軽減すると症状も軽くなっていきますから、薬を選択することはずっと少なくなります。

ケロプダス病院では、最初の3回は、抗精神病薬（向精神薬の一つ）を処方しないと決めています。薬や診断名を考える前に、話をすることを優先させます。最初の対話のときに、医師が参加していないときもあります。一方で、看護師さんたちは数個の睡眠薬（向精神薬の一つ）をポケットに持っていて、それを渡すことがあります。一日ぐっすり眠れることが、精神の消耗を回復させてくれると経験上知っているからです。渡したとしても飲まないこともしばしばあると思います。私も睡眠薬を1つ渡しつつ、麦の味噌汁がよいとか、風呂にゆっくり入ってみてとか様々な睡眠の助けになりそうなことを話したところ、翌日お会いしたときに、「話すことができて、明日も話せるとわかったので、「昨晩は薬を使わずに眠れました」と仰る方が何名もいました。薬を飲むということは、当人にとってとても大きなことですので、その選択にも丁寧な対話が求められます。

Q23 薬をやめるにはどうしたらいいですか？

R23 ケロプダス病院でも、薬をやめるときはとても慎重にしなければならないという経験が蓄積されています。オープンダイアローグを始めた初期の頃は、今よりも処方する量が多かったそうで、減薬のときにとても大変だったと聞きました。

長期にわたって内服している人たちは、その薬あっての人生が進み、身体も精神もその状態に慣れているため、薬をやめるのは本当に困難で大きなチャレンジになります。それゆえ、その挑戦を一緒にやっていくための対話が、十分になされていかなければなりません。

Q24 オープンダイアローグは、長く患っている人には難しいですか？

R24 困難を抱えたら、すぐに対話できたほうがよいというのはたしかです。長く患う人は、その分多く傷つき、また、その間に人生が進んでいます。仮にそれらが思い込みだったとしても、そのまま時間が過ぎれば、事実として記憶に残ります。それらを全部なかったことにすることはできませんし、その人生の歴史は尊重されなければなりません。その時間が長い分、たくさんの対話が必要になると思います。

Q25 オープンダイアローグの実践の中で、難しいと思ったことはありますか？

R25 いつも難しいと感じます。人生のことであるゆえに、毎回真摯にすべての声に耳を傾け、向き合います。いつも個別的で、こうすればよいというような答えがないからでもあります。

Q26 日本でオープンダイアローグの実践をしている場所はありますか？

R26 少しずつ増えてきていますが、まだまだ少ないです。一つの場所で実践が定着するには3年はかかると思いますので、オープンダイアローグが身近なものになるには、もう少し時間がかかると思います。

Q27　対話のトレーニングをしたいのですが？

R27　対話は、特別な何かではないため、様々な場面で学ぶことができます。言葉による対話も、言葉によらない対話も存在します。他者との対話だけでなく、自分との対話もできるといいでしょう。身体の痛みを感じながらゆっくりとストレッチするのは、自分の身体と対話していることになります。

オープンダイアローグの対話実践者になるためのトレーニングも、日本で始まっています。オープンダイアローグ・ネットワーク・ジャパン（ＯＤＮＪＰ）とＮＰＯ法人ダイアローグ実践研究所という機関があり、オープンダイアローグの実践者になるためのトレーニングを実施しています。また、そのトレーニングを修了した人たちが、各地で自分たちの文脈でオープンダイアローグの実践を開始しています。そうした場に参加するのもよいと思います。まだまだ少なく、芽が出始めたところですが、確実に広がりつつあります。

Q28　対話の実践者とは、どのようなことを心掛けている人たちですか？

R28　自分自身が対話的でなければ実践者とはいえません。相手のことを評価したり断定したりせずに、その人をそのまま理解しようと努める人たちのことです。相手の話をじっくりと聞き、そのうえで自分の思いも丁寧に話します。相手を理解しようとする態度は、もっとも大切な部分です。そのためには、自分自身を理解していることが必要で、そのトレーニングを受けた人たちでもあります。

ただし、これまで一人として自分が対話者だと言い切る人には会ったことがありません。自分自身の未熟さを感じ、うまくいかないときは涙し、ときには怒ってしまうこともあります。そういった不完全な人間らしさをなくすことはできないのだと思います。

Q29　ＳＮＳを使ったオープンダイアローグは可能ですか？

R29　工夫が必要ですが、すでに実践されています。大切な基本が守られていれば、すなわち話し切ること、聞き切ることができて、相互に理解しようとしていて、第三者がそれを手伝える状況であれば、ＳＮＳでもオープンダイアローグの実践ができるでしょう。

Q30　オープンダイアローグが日本で広がるために、必要な制度や仕組みはありますか？

R30　今の日本の医療制度の中で行うとき、ネックになるのは医師の人数とコストの問題です。医師の数が少ないですし、医師が患者と話す時間として保険で保障されるのは15分程度なので、60分話すとクリニックの運営が立ち行かなくなります。

フィンランドのケロプダス病院でも医師の数は少なく、オープンダイアローグの場に医師が入ることはあまりありません。半年以上、医師がいない中で対話が行われていることも多々あります。そこでは、看護師たちが中心になって対話の場を作っています。

そう考えると、日本でも訪問看護の制度は利用しやすいと思います。私のいるクリニックでは、クリニックから看護師や精神保健福祉士が訪問するようにしています。今後は作業療法士も訪問することができるようにしたいと思っています。初回に、医師と医師以外のスタッフが同席して話を聞いたあとで、もし翌日も話すことが必要になったとしても、医師以外のスタッフがいればすぐに現場へ向かうことができます。

精神科の病院でも、現在の医療制度を活用した実践が可能です。フィンランドでも、入院病床のある病院からオープンダイアローグは始まりました。結果的に入院病床の必要性が減っていくため、病院内の仕事をするスタッフが外に出掛けて対話することができるようになりました。実際に、日本の精神科病院でも、実践を試みているところがいくつか出てきていますし、病床がなくなったところもあります。病院のスタッフが訪問して、仮に入院することになったとしても、よく対話したうえでの決定になるため隔離や拘束をする必要はほとんどなくなるでしょう。

医療以外の相談機関では、予算の組み方次第で、オープンダイアローグの実践は医療機関よりむしろやりやすいと思います。保健所や精神保健福祉センター、福祉事務所などの行政機関、グループホーム、小規模多機能などの介護施設、就労移行支援事業所、様々な非営利組織、ケアマネジャーや民生委員などの人材資源が存在します。対話的で機動的なケアマネジャーさんやグループホームの職員さんたちがいれば、それはオープンダイアローグを実践しているのと同じと感じることもしばしばあります。職員が対話的か非対話的かで、支援の展開はよいものにもダメなものにもなります。どこも忙しくて時間を捻出するのが難しいと思いますが、運営の工夫ができれば、いつでもどこでも実現可能です。

とはいえ、運営の問題は本当に難しいです。お金と時間の問題をどうクリアするか、工夫が必要なだけでなく、国や行政の制度面での支援も必要になります。

Q31　オープンダイアローグを一般の組織に取り入れるための工夫としては、どのようなものがありますか？

R31　理念、実践、トレーニングの3つの軸があると思います。

理念とは、「その人のいないところで、その人のことを話さない」「対話を中心に置く」といったものです。「対話は意味がない」とか「上下関係が大事」と考える人と一緒に働くことはとても大変だ、とケロプダス病院のスタッフも話していました。

実践では、ふだんの組織内の会話や仕事が、対話的にできているかどうかを確認するとよいと思います。スタッフ間の会議では、「会議に参加している人全員が対等に意見を言える」「誰かが話しているときは話し切るまで話を止めない」「相手を打ち負かそうとするような発言をしない」「相手の考えを理解しようとする」などのことが大切です。ひとまず私たちのクリニックでは、「先生」という呼称や役職で呼ばないことにしています。それだけでもお互いに対等で、一個の人間として尊重できるようになると感じています。

トレーニングには様々なものがあります。といっても特別なものではなく、たとえば前述したように誰か一人が話していたら話し切るまで待つ、相手に反論しようとか何か言ってやろうと思いながら聞くのではなくそのまま聞く、Ｉメッセージで話す習慣をつけることが、そのままトレーニングになります。

Ｉメッセージとは何かを簡単に説明すると、自分の考えを自分の考えとして話すということです。「なぜあなたはそんなことをするのか？」「そんなことはやめたほうがいい」「こうしたほうがいいのに、なぜしないのか？」などと自分の考えなのに相手のせいにして言葉にしてしまうことがあると思いますが、それでは対話ではなく対立につながってしまうでしょう。「あなたがそうした理由を私は理解したいので教えてほしい」「私はそれはやめたほうがいいと思う。その理由は○○だからなのだけど、しかしあなたもそれをしたい理由があるのだと思うのでそのことを聞きたい」「私はこうしたほうがいいと思うのだけど、あなたは、そのことに対してどう思うかを聞いてもいい？」というように、Ｉメッセージで話すことができれば対話が生まれやすくなるでしょう。

また、スタッフ間の相互理解を深めるために、たとえば「人生において大切にしていること」をテーマに、4～5人でグループを組んで、一人ひとりがそれについて話す時間を作ると、話すことや話を聞いてもらうことの価値を体感できると思います。

実際にフィンランドのいくつかの市議会や教育機関などで行われている、対話を取り入れた会議を紹介しましょう。会議は2回行われます。1回目は、誰か一人が話しているときは他の人は聞くことに徹する、それを全員行うというものです。これを2周くらい行います。自分の話を聞かれ切るという体験と相手の話を聞き切るという体験は、お互いを理解するきっかけになり、これだけでもずいぶん助けになると感じます。そして翌週、または1ヵ月後に同じメンバーで会議を開きます。このときは意思決定をするための会議になります。参加者は、1回目の会議と2回目の会議の間も会話をしています。

すると2回目の会議では、すでにお互いの理解がずいぶん促進されており、意思決定がスムーズになるようです。たいていは、どちらか片方の意見が採用されるのではなく、お互いの意見が結集されて、よりよい第3の案が生まれているようです。

Q32　日本にオープンダイアローグを根付かせるにはどうしたらいいですか？

R32　対話の意識と「その人のいないところで、その人のことを話さない」ということを大切にすることで、対話は始まります。そういう意味では、いつでもどこでも始めることができます。ケロプダス病院流の対話の場の作り方はとても参考になると思いますが、自分たちの場所で一から、試行錯誤しながら対話の場を作っていくこともオープンダイアローグの実践になると思います。

Q33　オープンダイアローグの終着点はどこですか？

R33　対話が続くことです。困難なことは簡単には解決しません。対話を手伝う第三者がいなくても対話が続くようになったら、それがゴールです。あとは大丈夫です。

おわりに

2020年2月、フィンランドでの対話トレーニングの最終日、ヤーコ・セイックラ氏は、世界8ヵ国から集まった18人のメンバーの前で話をしていた。メンバーの一人が、

「ヤーコ、あなたはもともと対話的な人なの？　それとも対話をこころがけている人なの？」

とたずねた。セイックラ氏は、

「もちろん、対話をこころがけている人だ」

と語り、自分の家族の話を始めた。詳細を書くことはできないが、セイックラ氏はその話をしながら涙ぐんだ。

人生には様々な苦悩と困難が溢れている。オープンダイアローグを立ち上げた彼も、今なお、その中で対話することを試み続けている。

私は、トレーナーの資格を得てからも、日々、対話の実践を繰り返した。困難を抱えておられる方とそのご家族の苦悩を聞く。職場や学校での困難を聞く。幼少期のつらい記憶を聞く。ある介護施設で暴力的な場面を見て、私は対話するのではなく怒ってしまったことがあった。怒っても何の解決にもならないとわかっているのにと、自分の未熟さを呪った。感情が揺さぶられて自分を制御できないこともあった。

それでも、以前より少しは、私はその人たちの話を聞くことをこころがけられるようになった。一緒に話して、どのような思いなのかを感じようとしながら、何ができるのかを考え続ける。うまくいかないことのほうが多いから、何度も対話を繰り返す。

対話の場をたくさん持つようになってからは、新たに薬を処方することがとても減った。以前から少ないほうだと思っていたが、今は、さらに格段に少ない。相談者たちは薬で症状を解決したいわけではなくて、苦悩を話し、それを軽減したいと思っている。どうしたらその助けになるのか、そのことを一緒に考える。

精神科の病院へ入院をお願いすることも少なくなった。入院を選択するときは、本人やご家族とよく対話したうえで、本人が入院して休みたいという場合がほとんどだ。幸い、近くに絶対に人を拘束しないか、ほとんど拘束しない病院がある。その病院のスタッフたちは、入院患者さんたちとよく喋っている。ある介護施設のショートステイの利用中は怒られてばかりいた高齢者が、そこに入院しただけで毎日嬉しそうに過ごすようになった。そうしたよい介護職員がたくさんいるところもあるし、人の尊厳を踏みにじる行動をしても、それに気づかない職員がいる施設もある。

北欧の国々やイタリア、イギリス、オーストラリアなどのように、手厚いサポートの中でレスパイト（休息）できる場所がたくさんあれば、入院の選択をしなくてもよいのだけれど、日本にはよい場所もあるが、そうした場所が不足している。よい実践が存在しているのに、日本にはとても少なくて、それで人が苦しい思いをしていると いうのは人災としか言いようがないから、この課題を解決するために行動し続けたいと思っている。

職場では、よい変化もたくさんあった。私たちはとてもよく話すようになった。会議でも、車で移動するときも、ずっと喋っている。本当によいチームになった。私は仲間のことがとても好きだ。

今の私たちのチームは、まだとても小さくて、人を助けるのに迅速に行動できているとはいえない。もっと仲間が必要だ。思いだけでは実現はできない。運営のことも考えなければならない。そのためにどうしたらいいかを話し続けている。もっと一緒に対話できる仲間が増えることを日々願っている。

これからは、医療以外の場で対話する場をもっと作ることができたらと仲間たちと話している。人生には対話が必要だから、あちこちで対話が発生するような仕掛けを作りたい。いろいろな人と話して、何か起きないかなと思っている。

フィンランドに比べたら、日本の障害を持つ人や高齢者たち、社会的に弱者とされる人たちの苦悩はものすごく大きい。フィンランドにももちろん苦しいことはたくさんあるのだけれど、フィンランドだったらこんな苦悩などないのにと思うことが私たちの国にはたくさんある。今はどうしたらいいかわからないことが多いけれども、きっといろいろな人が集まって、たくさん対話することができれば、何かよいことが起こる気がする。フィンランドだって、かつてはそうだったのだから。それに日本にもよいところはたくさんある。きっとフィンランドのように、自分が幸せだと思う人の多い国に変わることもできるはずだし、逆に日本のよいところをフィンランドに伝えられるようにもなると思う。

本書は2019年10月、新宿でオープンダイアローグの話をしたとき、講談社の西川浩史さんが参加くださったことに始まる。講座が終わったあとで、出版の相談をいただいた。私はまだ、オープンダイアローグについて本を書ける段階にはないと思っていたので、断る気持ちでいたのだが、西川さんの話を聞き、力になりたいと思った。

けれども、どういう内容で書いたらいいか、しばらくは見えなかった。40万字は書いて破棄したと思う。そんな様子を見ながら、西川さんはじっと待っていてくれた。それから1年以上が過ぎた頃に、私はようやく本書の構想を持つことができた。フィンランドでトレーニングを受けたときがそうであったように、私自身がクライアントの立場になって、オープンダイアローグによって私自身がどう変わったか、それを書けば、すなわちそれがオープンダイアローグとは何かを表現することになる。

ただ、自分自身のことを書くには勇気が必要だった。何度かあきらめかけたのだけれど、西川さんは変わらずに待っていてくれた。だからこの本は、西川さんのことを思いながら書いた。最後まで書くことを支えてくれた西川さんに、心から感謝している。

もう二人、感謝の気持ちを伝えなければならない人たちがいる。それは妻の真央と娘の緒音だ。この本を書くために、私は部屋に閉じこもった。妻と娘はそれを許してくれた。今、医療者向けに、具体的な工夫を紹介する本を準備している。それが完成したら、しばらくは本を書くのはやめようと思う。日曜日は、緒音と一緒に遊びに行きたい。家族との時間を大切にしたい。

2021年3月

森川すいめい

N.D.C.493　212p　18cm
ISBN978-4-06-523304-7

講談社現代新書　2614

感《かん》じるオープンダイアローグ

二〇二一年四月二〇日第一刷発行　二〇二四年八月二日第八刷発行

著者　森川《もりかわ》すいめい　

発行者　森田浩章
発行所　株式会社講談社
東京都文京区音羽二丁目一二―二一　郵便番号一一二―八〇〇一
電話　〇三―五三九五―三五二一　編集（現代新書）
〇三―五三九五―四四一五　販売
〇三―五三九五―三六一五　業務
装幀者　中島英樹
印刷所　株式会社ＫＰＳプロダクツ
製本所　株式会社ＫＰＳプロダクツ
本文データ制作　講談社デジタル製作
定価はカバーに表示してあります　Printed in Japan

「講談社現代新書」の刊行にあたって

教養は万人が身をもって養い創造すべきものであって、一部の専門家の占有物として、ただ一方的に人々の手もとに配布され伝達されうるものではありません。

しかし、不幸にしてわが国の現状では、教養の重要な養いとなるべき書物は、ほとんど講壇からの天下りや単なる解説に終始し、知識技術を真剣に希求する青少年・学生・一般民衆の根本的な疑問や興味は、けっして十分に答えられ、解きほぐされ、手引きされることがありません。万人の内奥から発した真正の教養への芽ばえが、こうして放置され、むなしく滅びさる運命にゆだねられているのです。

このことは、中・高校だけで教育をおわる人々の成長をはばんでいるだけでなく、大学に進んだり、インテリと目されたりする人々の精神力の健康さえもむしばみ、わが国の文化の実質をまことに脆弱なものにしています。単なる博識以上の根強い思索力・判断力、および確かな技術にささえられた教養を必要とする日本の将来にとって、これは真剣に憂慮されなければならない事態であるといわなければなりません。

わたしたちの「講談社現代新書」は、この事態の克服を意図して計画されたものです。これによってわたしたちは、講壇からの天下りでもなく、単なる解説書でもない、もっぱら万人の魂に生ずる初発的かつ根本的な問題をとらえ、掘り起こし、手引きし、しかも最新の知識への展望を万人に確立させる書物を、新しく世の中に送り出したいと念願しています。

わたしたちは、創業以来民衆を対象とする啓蒙の仕事に専心してきた講談社にとって、これこそもっともふさわしい課題であり、伝統ある出版社としての義務でもあると考えているのです。

一九六四年四月　野間省一

哲学・思想Ⅰ

66 哲学のすすめ――岩崎武雄
159 弁証法はどういう科学か 三浦つとむ
501 ニーチェとの対話――西尾幹二
871 言葉と無意識――丸山圭三郎
898 はじめての構造主義 橋爪大三郎
916 哲学入門一歩前――廣松渉
921 現代思想を読む事典 今村仁司 編
977 哲学の歴史――新田義弘
989 ミシェル・フーコー 内田隆三
1001 今こそマルクスを読み返す 廣松渉
1286 哲学の謎――野矢茂樹
1293 「時間」を哲学する――中島義道
1315 じぶん・この不思議な存在――鷲田清一
1357 新しいヘーゲル――長谷川宏
1383 カントの人間学――中島義道
1401 これがニーチェだ――永井均
1420 無限論の教室――野矢茂樹
1466 ゲーデルの哲学――高橋昌一郎
1575 動物化するポストモダン 東浩紀
1582 ロボットの心――柴田正良
1600 ハイデガー=存在神秘の哲学――古東哲明
1635 これが現象学だ――谷徹
1638 時間は実在するか 入不二基義
1675 ウィトゲンシュタインはこう考えた 鬼界彰夫
1783 スピノザの世界――上野修
1839 読む哲学事典――田島正樹
1948 理性の限界――高橋昌一郎
1957 リアルのゆくえ――大塚英志 東浩紀
1996 今こそアーレントを読み直す――仲正昌樹
2004 はじめての言語ゲーム――橋爪大三郎
2048 知性の限界――高橋昌一郎
2050 超解読! はじめてのヘーゲル『精神現象学』 竹田青嗣 西研
2084 はじめての政治哲学 小川仁志
2099 超解読! はじめてのカント『純粋理性批判』 竹田青嗣
2153 感性の限界――高橋昌一郎
2169 超解読! はじめてのフッサール『現象学の理念』――竹田青嗣
2185 死別の悲しみに向き合う――坂口幸弘
2279 マックス・ウェーバーを読む――仲正昌樹

哲学・思想Ⅱ

宗教

Ⓒ

日本史Ⅰ

1258 身分差別社会の真実――斎藤洋一 大石慎三郎
1265 七三一部隊――常石敬一
1292 日光東照宮の謎――高藤晴俊
1322 藤原氏千年――朧谷寿
1379 白村江――遠山美都男
1394 参勤交代――山本博文
1414 謎とき日本近現代史 野島博之
1599 戦争の日本近現代史 加藤陽子
1648 天皇と日本の起源 遠山美都男
1680 鉄道ひとつばなし――原武史
1702 日本史の考え方――石川晶康
1707 参謀本部と陸軍大学校 黒野耐
1797 「特攻」と日本人――保阪正康
1885 鉄道ひとつばなし2――原武史
1900 日中戦争――小林英夫
1918 日本人はなぜキツネにだまされなくなったのか 内山節
1924 東京裁判――日暮吉延
1931 幕臣たちの明治維新 安藤優一郎
1971 歴史と外交――東郷和彦
1982 皇軍兵士の日常生活 一ノ瀬俊也
2031 明治維新 1858-1881 坂野潤治 大野健一
2040 中世を道から読む――齋藤慎一
2089 占いと中世人――菅原正子
2095 鉄道ひとつばなし3――原武史
2098 戦前昭和の社会 1926-1945――井上寿一
2106 戦国誕生――渡邊大門
2109 「神道」の虚像と実像 井上寛司
2152 鉄道と国家――小牟田哲彦
2154 邪馬台国をとらえなおす――大塚初重
2190 戦前日本の安全保障――川田稔
2192 江戸の小判ゲーム――山室恭子
2196 藤原道長の日常生活 倉本一宏
2202 西郷隆盛と明治維新 坂野潤治
2248 城を攻める 城を守る――伊東潤
2272 昭和陸軍全史1――川田稔
2278 織田信長〈天下人〉の実像 金子拓
2284 ヌードと愛国――池川玲子
2299 日本海軍と政治――手嶋泰伸

Ⓖ

日本史Ⅱ

世界史Ⅰ

世界史Ⅱ

自然科学・医学

1141 安楽死と尊厳死——保阪正康

1328 「複雑系」とは何か——吉永良正

1343 カンブリア紀の怪物たち サイモン・コンウェイ・モリス 松井孝典 監訳

1500 科学の現在を問う 村上陽一郎

1511 優生学と人間社会——米本昌平 松原洋子 橳島次郎 市野川容孝

1689 時間の分子生物学——粂和彦

1700 核兵器のしくみ——山田克哉

1706 新しいリハビリテーション 大川弥生

1786 数学的思考法——芳沢光雄

1805 人類進化の700万年 三井誠

1813 はじめての〈超ひも理論〉 川合光

1840 算数・数学が得意になる本 芳沢光雄

1861 〈勝負脳〉の鍛え方——林成之

1881 「生きている」を見つめる医療——中村桂子 山岸敦

1891 生物と無生物のあいだ 福岡伸一

1925 数学でつまずくのはなぜか 小島寛之

1929 脳のなかの身体——宮本省三

2000 世界は分けてもわからない 福岡伸一

2023 ロボットとは何か——石黒浩

2039 ソーシャルブレインズ入門 藤井直敬

2097 〈麻薬〉のすべて——船山信次

2122 量子力学の哲学——森田邦久

2166 化石の分子生物学——更科功

2191 DNA医学の最先端 大野典也

2204 森の力——宮脇昭

2219 宇宙はなぜこのような宇宙なのか——青木薫

2226 「人体」の不思議 宇宙生物学で読み解く——吉田たかよし

2244 呼鈴の科学——吉田武

2262 生命誕生——中沢弘基

2265 SFを実現する——田中浩也

2268 生命のからくり——中屋敷均

2269 認知症を知る——飯島裕一

2292 認知症の「真実」——東田勉

2359 ウイルスは生きている 中屋敷均

2370 明日、機械がヒトになる 海猫沢めろん

2384 ゲノム編集とは何か 小林雅一

2395 不要なクスリ 無用な手術 富家孝

2434 生命に部分はない——A・キンブレル 福岡伸一 訳

心理・精神医学

331 異常の構造——木村敏
590 家族関係を考える——河合隼雄
725 リーダーシップの心理学——国分康孝
824 森田療法——岩井寛
1011 自己変革の心理学——伊藤順康
1020 アイデンティティの心理学 鑪幹八郎
1044 〈自己発見〉の心理学 国分康孝
1241 心のメッセージを聴く 池見陽
1289 軽症うつ病——笠原嘉
1348 自殺の心理学——高橋祥友
1372 〈むなしさ〉の心理学 諸富祥彦
1376 子どものトラウマ——西澤哲
1465 トランスパーソナル心理学入門——諸富祥彦
1787 人生に意味はあるか 諸富祥彦
1827 他人を見下す若者たち 速水敏彦
1922 発達障害の子どもたち——杉山登志郎
1962 親子という病——香山リカ
1984 いじめの構造——内藤朝雄
2008 関係する女 所有する男——斎藤環
2030 がんを生きる——佐々木常雄
2044 母親はなぜ生きづらいか——香山リカ
2062 人間関係のレッスン 向後善之
2076 子ども虐待——西澤哲
2085 言葉と脳と心——山鳥重
2105 はじめての認知療法——大野裕
2116 発達障害のいま——杉山登志郎
2119 動きが心をつくる——春木豊
2143 アサーション入門——平木典子
2180 パーソナリティ障害とは何か——牛島定信
2231 精神医療ダークサイド 佐藤光展
2344 ヒトの本性——川合伸幸
2347 信頼学の教室——中谷内一也
2349 「脳疲労」社会——徳永雄一郎
2385 はじめての森田療法 北西憲二
2415 新版 うつ病をなおす 野村総一郎
2444 怒りを鎮める うまく謝る 川合伸幸

知的生活のヒント

78 大学でいかに学ぶか 増田四郎
86 愛に生きる――鈴木鎮一
240 生きることと考えること 森有正
297 本はどう読むか――清水幾太郎
327 考える技術・書く技術――板坂元
436 知的生活の方法――渡部昇一
553 創造の方法学――高根正昭
587 文章構成法――樺島忠夫
648 働くということ――黒井千次
722 「知」のソフトウェア――立花隆
1027 「からだ」と「ことば」のレッスン――竹内敏晴
1468 国語のできる子どもを育てる――工藤順一

1485 知の編集術――松岡正剛
1517 悪の対話術――福田和也
1563 悪の恋愛術――福田和也
1620 相手に「伝わる」話し方 池上彰
1627 インタビュー術!――永江朗
1679 子どもに教えたくなる算数 栗田哲也
1865 老いるということ――黒井千次
1940 調べる技術・書く技術――野村進
1979 回復力――畑村洋太郎
1981 日本語論理トレーニング――中井浩一
2003 わかりやすく〈伝える〉技術――池上彰
2021 新版 大学生のためのレポート・論文術――小笠原喜康
2027 地アタマを鍛える知的勉強法――齋藤孝

2046 大学生のための知的勉強術――松野弘
2054 〈わかりやすさ〉の勉強法――池上彰
2083 人を動かす文章術――齋藤孝
2103 アイデアを形にして伝える技術――原尻淳一
2124 デザインの教科書――柏木博
2165 エンディングノートのすすめ――本田桂子
2188 学び続ける力――池上彰
2201 野心のすすめ――林真理子
2298 試験に受かる「技術」――吉田たかよし
2332 「超」集中法――野口悠紀雄
2406 幸福の哲学――岸見一郎
2421 牙を研げ 会社を生き抜くための教養 佐藤優
2447 正しい本の読み方 橋爪大三郎